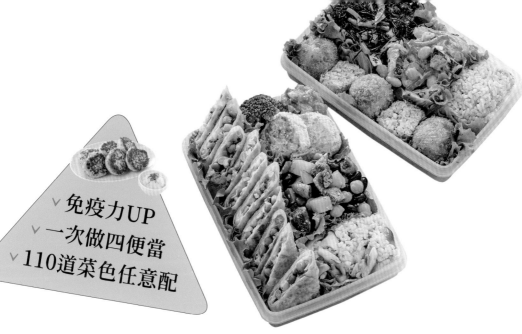

▽ 免疫力UP
▽ 一次做四便當
▽ 110道菜色任意配

抗癌名醫 **濟陽高穗**／著　游韻馨／譯

日日抗癌常備便當

抗癌成功的人都這樣吃！
在每天吃的便當中加點料，
打造不生病的生活

讓食物成為你的抗癌良藥

食物才是最好的藥，內含的「植化素」是抗癌關鍵

據統計，三名日本人中有一人死於癌症，我想改變這個現狀所以立志當醫生，如今從醫逾四十年，為數千名癌症患者動手術治病。二〇〇二年，我調查了一四〇二名癌症患者的五年存活率，卻發現受到癌症復發等因素影響，存活率只有二五％。

在此情況下，有一名被醫生宣告只剩三個月壽命的肝癌患者，在家人強烈要求下，在家徹底執行飲食療法，三個月後腫瘤標記的數值降低了。一年半後進行電腦斷層掃描，確認癌症病灶已完全消失。

我驚訝地問「您做了什麼」，他才說，他每天都吃十種蔬菜水果，還有菇類、海藻、納豆、蜂蜜等食物。這個經驗讓我重新回歸從醫的原點，體會到「治癒疾病的不是醫生，而是患者本人」、「食物才是最好的藥」。

此後，我開始認真研究飲食療法，得到一個結論，那就是蔬菜水果含有的植化素，是提高自然治癒力的關鍵。

想提升免疫力，就從吃抗癌便當開始

「提升免疫力」是戰勝癌症最重要關鍵，為了達成這個目的，每天都要吃含有植化素的抗氧化食材。

許多癌症末期患者，因為實踐濟陽式飲食療法而戰勝癌症。他們的共通點就是在家嚴格執行「濟陽式抗癌飲食」的八大守則（請參照第八至九頁），即使外食也自帶便當，攝取大量無農藥、無鹽、無添加的蔬菜。有些人甚至每餐攝取超過三五〇公克的抗癌蔬菜。抗癌蔬菜指的是在植化素「活著」的狀態下入體內，煮太久或泡水太久的蔬菜會流失營養素，因此這類蔬菜不可算是抗癌蔬菜。

本書以癌症患者實際攝取的飲食為主軸，由營養師專業規劃，開發出延長保存期限，又能攝取新鮮營養素的烹煮方法。不只適合帶便當，也能讓你每天吃的家常菜更有營養！

79歲女性　肺癌　·　肝轉移

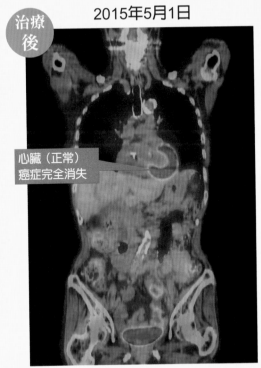

治療後　2015年5月1日

心臟（正常）
癌症完全消失

吃了 8 個月的抗癌藥物搭配飲食療法，惡性腫瘤全部消失了。

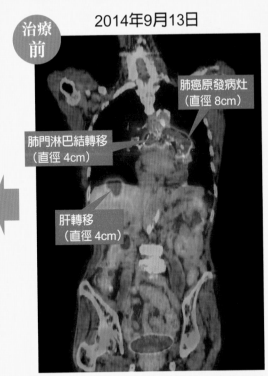

治療前　2014年9月13日

肺癌原發病灶
（直徑 8cm）

肺門淋巴結轉移
（直徑 4cm）

肝轉移
（直徑 4cm）

患者有抽菸史，肺部出現直徑 8cm 的惡性腫瘤，還有轉移至淋巴結的 4cm 惡性腫瘤，及轉移至肝臟的 4cm 惡性腫瘤。處於癌症末期，醫生宣告只剩下 4 個月到半年的壽命。

患者透過「濟陽式飲食療法」的治療結果

（2015 年）平均觀察期間：5 年

癌症病例數（器官別）		治癒	改善	不變	進行	死亡
胃癌	53	4	26	3	2	18
大腸癌	112	10	65	2	5	30
肝癌	18	3	5		1	9
胰臟癌	37	4	10	1	1	21
膽道癌	18	1	6		3	8
食道癌	11	3	3			5
前列腺癌	36	9	18	3	3	3
乳癌	52	9	27	1	5	10
淋巴癌	15	3	10			2
其他	60	6	30	2	10	12
總計	412	52	200	12	30	118

以平均觀察期間為 5 年，搭配正常的醫學治療，實踐飲食療法 3 個月以上之患者為指導對象。在各器官癌症加總的 412 例患者中，約半數為不適合動手術的癌症末期患者，約四成出現復發或轉移癌症，剩下的一成為早期的多重癌症患者。指導結果為 61.2%呈現治癒或改善狀況。

CONTENTS

C O N T E N T S

濟陽式抗癌飲食的八重點

① 盡可能減鹽

攝取過多鹽分會傷害胃黏膜，提高罹患胃癌的風險，且細胞的礦物質比例也會失衡，不只會引發胃癌，也是導致各種癌症與生活習慣病的原因之一。料理時不妨善用高湯、辛香料、醋或檸檬等食材，盡可能不用鹽。不僅如此，鹽漬品、魚漿製品、火腿和香腸等加工食品也絕對要忌口。

② 控制動物性蛋白質攝取量，少吃牛羊豬

目前已知過量攝取牛、豬、羊等家畜的脂肪，也會提高罹癌風險。根據最近的研究顯示，其他的動物性蛋白質也會增加罹癌機率。癌症患者在改善體質之前，除了禁止食用家畜之外，雞肉也要挑選，只能吃雞柳或去皮雞胸肉；魚的部分只能吃新鮮的白肉魚或青背魚，但分量不能太多。

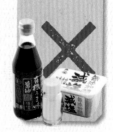

③ 大量攝取新鮮的無農藥蔬果

蔬菜水果富含多酚、類胡蘿蔔素、黃酮類化合物等植化素，可有效去除致癌物質「活性氧」。此外，還含有許多有助於提高代謝的維他命、礦物質與酵素，因此一定要多吃蔬果。為了避免營養流失，生吃無農藥或低農藥蔬果是不錯的方法。若打成蔬果汁，也不要一次打太多，新鮮現打的飲品最營養。

④ 多吃含胚芽穀物、豆類和芋薯類

米與麥的胚芽部分富含維他命 B 群、維他命 E、抗氧化物質木酚素、植酸，與食物纖維等有效改善癌症的營養素。主食最好改吃可充分攝取上述營養素的糙米與胚芽米。此外，豆類和芋薯類也含有大量維他命、食物纖維，大豆更是富含具有抗癌效果的大豆異黃酮，建議每天食用。

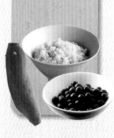

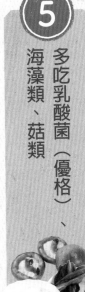

5

多吃乳酸菌（優格）、海藻類、菇類

優格中的乳酸菌可促進腸內好菌的生成，發揮抗癌作用。建議每天攝取三百公克原味優格。此外，海藻類富含褐藻醣膠、菇類富含 β - 葡聚糖等免疫促進劑和食物纖維，每天都應積極攝取。

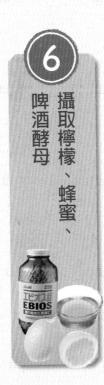

6

攝取檸檬、蜂蜜、啤酒酵母

人體的代謝機制會生成三磷酸腺苷（ATP）等能量物質，為了促進代謝，每天都要攝取富含檸檬酸的檸檬。優質蜂蜜含有大量維他命與礦物質，有助於提升免疫力。啤酒酵母也是補充胺基酸和優質蛋白質的必要營養素。因此，我建議癌症患者每天早晚都要服用十錠「EBIOS愛表斯錠」。

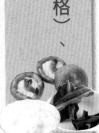

7

料理時選用橄欖油、芝麻油和菜籽油

大豆油、玉米油、棉籽油等植物油的脂肪酸含有大量亞麻油酸，過量攝取容易致癌或罹患生活習慣病。癌症患者應避免使用上述食用油，改用富含油酸的橄欖油、芝麻油和菜籽油。橄欖油與芝麻油經過加熱也不易氧化，最適合用來烹煮菜餚。

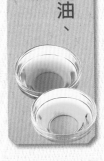

8

多喝天然水，並戒菸及戒酒

水分是身體代謝不可或缺的物質，治療癌症的飲食療法也要注重飲用水的選擇。應避免飲用添加氯與氟的自來水，盡可能選擇乾淨環境的井水或湧泉水等天然水，或是選擇市售的天然礦泉水。酒精會傷害胃壁，在症狀改善之前絕對不可飲酒。不只是癌症患者，吸菸對身體健康百害無一利，也要戒除。

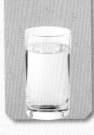

這些營養素＆食材，抗癌效果極佳

七種有助於維持健康的營養成分

蛋白質、碳水化合物、脂質、維他命、礦物質，是建構人體基礎的必須營養成分，稱為「五大營養素」。此外，食物纖維因能促進消化系統運作，目前已確立其第六營養素的地位。不僅如此，一九八〇年代以後，又新增了第七營養素，也就是「植化素」。

植化素是植物來源的抗氧化物質，富含於蔬菜、水果和豆類等食材中，可在人體內發揮抗氧化作用，保護細胞，避免遭受活性氧攻擊，因此有助於預防癌症和生活習慣病。植化素和前六大營養素成分相同，即使攝取量不足也不會引發缺乏症狀，不過，植化素是維持健康不可或缺的營養素。

具體來說，β-胡蘿蔔素、番茄紅素、花色素苷也是植化素的一種，在飲食療法中扮演重要角色。以油拌炒番茄的番茄紅素、紅蘿蔔與南瓜內的β-胡蘿蔔素，及青花菜與青椒內的葉黃素，皆可提高體內吸收率，也是最適合這類植化素的烹煮方法。

想抗癌，一定要認識防癌食物金字塔

一九九〇年，美國的癌症死亡率日益升高，情況愈趨嚴重，美國的國家癌症研究所針對有效預防癌症的植物性食品進行研究，推動「防癌特製食品計畫」（Designer Foods Project）。將食物分成幾個類別，依照抗癌效果高低順序排列，發表了「計畫性食品金字塔」（Designer Food Pyramid）。位於金字塔愈頂端的食物，預防癌症的效果愈好。濟陽式飲食療法結合許多抗氧化物質和維他命，可改善新陳代謝，活化淋巴球與白血球，以達到提升免疫力的目標。

不過，若因為營養豐富，就大量攝取位於金字塔頂端的食材，效果也不如預期。關鍵在於必須食用各種食材，攝取均衡營養。

事實上，根據二〇〇七年世界癌症研究基金會的研究，若只著眼於β-胡蘿蔔素的健康功效而大量攝取單一營養素，反而會造成反效果。

經實驗認證且有防癌功效的食品金字塔

高

重
要
度

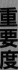

大蒜
高麗菜
甘草、大豆
生薑、繖形科蔬菜
（紅蘿蔔、芹菜
歐洲蘿蔔）

洋蔥、茶、薑黃（鬱金）
全粒小麥、亞麻、糙米
柑橘類（柳橙、檸檬、葡萄柚）
茄科蔬菜（番茄、茄子、青椒）
十字花科（青花菜、花椰菜、抱子甘藍）

哈密瓜、羅勒、龍蒿、燕麥、薄荷、牛至、小黃瓜、百里香
細香蔥、迷迭香、藥用鼠尾草、馬鈴薯、大麥、莓果類

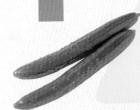

可增加白血球數的蔬菜

①大蒜　②紫蘇葉　③生薑　④高麗菜

促進細胞激素分泌的蔬菜

①高麗菜　②茄子　③白蘿蔔　④菠菜　⑤小黃瓜

促進細胞激素分泌的水果

①香蕉　②西瓜　③鳳梨　④葡萄　⑤梨子

註：此份計畫性食品清單（有助於預防癌症的食品），是由美國國家癌症研究所發表。

改善癌症的食材一覽表

本篇從人體各臟器在解剖學上的位置、特有功能等觀點，選出有助於改善各器官癌症的食品。
以下列舉的是攝取後，半數個案以上皆改善症狀的食材，但大部分改善症狀的患者，皆很注重
日常飲食，改吃糙米蔬食時，同時也限制鹽分、動物性脂肪與蛋白質之攝取量。

肝癌

抗癌食材	抗癌食材	抗癌食材	抗癌食材
貝類	水果（特別是檸檬）	木瓜	小松菜 大蒜

特點（貝類）：內含牛磺酸，可促進血液循環，改善肝臟代謝。

特點（水果）：檸檬擁有最強的抗氧化活性，有助於對抗肝癌。

特點（木瓜）：內含異硫氰酸酯，可活化解毒酵素，去除致癌物質的毒性。

特點（小松菜 大蒜）：小松菜中的穀胱甘肽及大蒜內的大蒜素，能發揮抗氧化作用。

白血病

抗癌食材	抗癌食材	抗癌食材	抗癌食材	抗癌食材
紅蘿蔔	梅精	蜂蜜	馬鈴薯	青汁

特點（紅蘿蔔）：據報告顯示，β-胡蘿蔔素有助於治療前髓球性白血病。

特點（梅精）：青梅萃取精華有助於抑制白血病細胞的活性。

特點（蜂蜜）：蜂蜜中的花粉富含可提高免疫力的胺基酸、維他命與礦物質。

特點（馬鈴薯）：根據日本熊本大學的實驗報告，攝取馬鈴薯汁有效抑制白血病細胞的活性。

特點（青汁）：富含具有超強抗氧化作用的維他命與礦物質。

胰臟癌

限制食材	抗癌食材	抗癌食材	抗癌食材
家畜類肉品	木瓜	蜂蜜	白蘿蔔 檸檬

風險（家畜類肉品）：家畜（多指四足動物）內的動物性蛋白質可能致癌，或導致癌症病情惡化。

特點（木瓜）：富含蛋白質分解酵素，即木瓜蛋白酶，可促進胰臟功能。

特點（蜂蜜）：富含果糖與葡萄糖，可促進糖類代謝，有助於細胞產生能量。

特點（白蘿蔔 檸檬）：白蘿蔔內的澱粉酶可促進胰臟功能；檸檬中的維他命C可抑制活性氧。

胃癌

限制食材	抗癌食材	抗癌食材	抗癌食材	抗癌食材
鹽分	梅精	綠茶	優格	大量果汁

風險（鹽分）：鹽分會破壞胃部黏膜，對抗胃癌時，一定要貫徹減鹽飲食。

特點（梅精）：具有超強殺菌作用，可殺死引發胃癌的幽門螺旋桿菌。

特點（綠茶）：富含多酚，可發揮抗氧化活性，減緩癌症進行。

特點（優格）：乳酸菌可減少胃癌的致病因子，即幽門螺旋桿菌。

特點（大量果汁）：新鮮蔬果含鉀，能直接進入胃部發揮作用，提高代謝率。

食道癌

限制食材	限制食材	限制食材	抗癌食材	抗癌食材
香菸	酒	鹽分	鮭魚	南瓜
風險	**風險**	**風險**	**特點**	**特點**
溶於酒精的尼古丁最危險，飲酒、抽菸會讓食道癌的發生率增加十四倍。	酒精會破壞食道壁，是導致食道癌的重要主因。	攝取過量鹽分會破壞黏膜細胞，食道癌和胃癌患者應避免攝取。	含有超強抗氧化作用的蝦青素，有助於抑制腫瘤的活性。	外皮內側富含β-胡蘿蔔素，可強化食道黏膜。

乳癌

限制食材	抗癌食材	抗癌食材	抗癌食材
乳製品	青汁	西梅乾	大豆、大豆加工食品
風險	**特點**	**特點**	**特點**
由於乳製品可能影響荷爾蒙平衡，乳癌患者應避免攝取。	報告顯示，實踐葛森療法的四名患者在飲用半年青汁後，有兩名患者的症狀獲得改善。	飲用梅精或吃西梅乾，有助於改善乳癌。	大豆異黃酮可迅速發揮類似女性荷爾蒙的功能，以避免體內的女性荷爾蒙過剩。

大腸癌

限制食材	抗癌食材	抗癌食材	抗癌食材	抗癌食材
家畜類肉品	無糖優格	無花果	蘋果	蔬菜（地瓜）
風險	**特點**	**特點**	**特點**	**特點**
家畜（多指四足動物）內的動物性蛋白質會導致腸內壞菌增生，大腸癌患者應忌吃肉類。	增加血中淋巴球，提高免疫力。	有促進排便的功效，預防便祕引起的腸壁發炎。	讓腸內菌叢轉趨酸性，打造出抑制壞菌、增生好菌的環境。	內含食物纖維果膠，可調整腸道環境，排出有害物質。

肺癌

限制食材	抗癌食材
香菸	蕗蕎
風險	**特點**
尼古丁和焦油是高風險致癌物質，因此一定要戒菸。	根據日本明治藥科大學的實驗報告，蕗蕎有助於改善肺癌。

前列腺癌

抗癌食材	抗癌食材
番茄	大豆、大豆加工食品

特點	**特點**
內含番茄紅素，能有效抑制前列腺的氧化現象。	大豆富含大豆異黃酮，可阻斷男性荷爾蒙的作用。

惡性淋巴瘤

抗癌食材		
青汁		**特點** 富含超強抗氧化作用的維他命和礦物質。
檸檬		**特點** 可促進檸檬酸代謝，生成細胞能量。

卵巢癌

抗癌食材		
石榴		**特點** 石榴汁內含雌激素，具有穩定女性荷爾蒙的作用。
限制食材 牛奶、乳製品	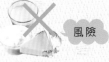	**風險** 由於會影響荷爾蒙平衡，卵巢癌患者應盡可能避免攝取。

結腸淋巴瘤及淋巴結轉移的癌症患者，化療搭配抗癌飲食，六個月後痊癒

治療後　　治療前

直徑 6 公分的結腸淋巴瘤與腫大至直徑 1 公分的附屬淋巴結，在同時接受抗癌藥物治療與飲食療法 6 個月後，完全消失。

肺癌轉移，變成惡性淋巴瘤

Y・M見證者／公司董事・65歲

我很喜歡活動身體，健康狀況也良好，健康狀態愈來愈好，認為自己的身體非常健康。不料二〇〇七年秋天，醫生在我的肺部發現一公分的陰影，切除部分的左上葉。術後病程平順，健康狀態愈來愈好，二〇一〇年還報名參加了自己最喜歡的鐵人三項大賽。沒想到比賽結束後一週，我開始感到腹痛，六月底接受正子斷層掃描檢查（PET），結果發現癌細胞已轉移至大腸和淋巴結。與濟陽醫師討論之後，決定搭配抗癌藥物治療和飲食療法。為了每天能吃到多樣蔬菜，配菜類會包括七道以上的蔬菜。

或許是因為蔬菜的解毒功效發揮作用，以三週為期的抗癌藥物療程，前後共進行了六次，期間出現的副作用日益趨緩。在服用抗癌藥物六個月後，二〇一一年進行正子斷層與電腦斷層掃描檢查（CT），確認陰影已完全消失。

配菜2

芝麻拌青菜

材料、作法（1 人份）

1 汆燙小松菜（30g），再切成 3cm 長段，擰乾水分。

2 白芝麻粉（5g）、砂糖（1g）、減鹽醬油（2g／1/3 小匙）放入調理碗中拌勻，接著加入 1 攪拌。

34kcal／鹽分0.2g

配菜1

蒜炒舞菇

材料、作法（1 人份）

1 舞菇（50g／1/2 包）分小朵。

2 大蒜（5g／1 瓣）切碎。

3 橄欖油（13g／1 大匙）倒入平底鍋加熱，爆香大蒜，再放入舞菇拌炒，撒上少許胡椒調味。

124kcal／鹽分0.0g

Y.M見證者每天都吃的6配菜&雜穀飯

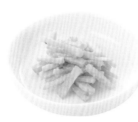

基本主食
雜穀飯

材料、作法（1人份）

1 十六穀米（25g）混合白米（25g）洗淨。

2 將 1 及水放入電鍋煮熟即可。

174kcal / 鹽分0.0g

配菜3
甘煮地瓜

材料、作法（1人份）

1 地瓜（40g）洗淨，帶皮切成四塊。

2 將地瓜、昆布絲（1g）、味醂（6g / 1 小匙）、水（15g / 1大匙）放入耐熱容器，微波加熱即可。

68kcal / 鹽分0.1g

配菜4
大蒜味噌醋牛蒡

材料、作法（1人份）

1 牛蒡（20g）去皮，切成 3cm 長段，再切成 0.5cm 寬，泡水去澀。

2 將瀝乾水分的牛蒡、醋（30g / 2大匙）放入耐熱容器，微波加熱 4～5 分鐘（醋的分量要到牛蒡的一半）。

3 放涼 2，最後拌入大蒜味噌（6g / 1 小匙）。

29kcal / 鹽分0.2g

配菜5
梅子拌醋蓮藕

材料（1人份）

蓮藕…2g
山海節醬（市售）…5g（1小匙）
※ 梅乾、柴魚片、紫蘇拌成的醬
白芝麻…3g
醋…30g（2大匙）
醋水…適量

作法（1人份）

1 蓮藕帶皮切薄片，泡在醋水裡。

2 將瀝乾水分的 1 與醋放入耐熱容器，微波加熱 4～5 分鐘（醋的分量要到蓮藕的一半）。

3 放涼 2，拌入山海節醬與芝麻。

43kcal / 鹽分0.2g

配菜6
黑豆

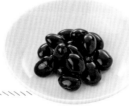

材料、作法（1人份）

1 市售黑豆盛盤（30g）。

57kcal / 鹽分0.1g

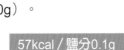

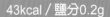

基本配菜 ＋「豆腐雞柳漢堡排」便當

※ 作法見 P.14 ～ 15

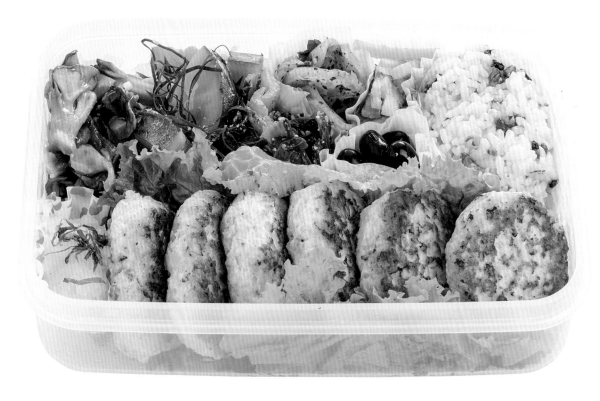

忌吃家畜類肉品

豆腐雞柳
漢堡排

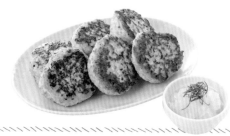

432kcal / 鹽分0.7g

材料（1 人份）

板豆腐…75g（1/4 塊）
洋蔥…100g（1/2 顆）
雞柳絞肉…90g
蛋…25g（1/2 顆）
生麵包粉…3g（1 大匙）
胡椒…少許
橄欖油…13g（1 大匙）
白蘿蔔…150g（5cm）
青紫蘇…2g（2 片）
柚子醋…6g（1 小匙）

作法

1 板豆腐瀝乾水分；洋蔥去皮切成末。

2 將 1、雞柳絞肉、蛋、生麵包粉、胡椒放入調理
　碗中拌勻，取出一小團捏成橢圓形。

3 橄欖油倒入平底鍋加熱，放入 2 煎熟。

4 白蘿蔔削皮磨成泥，瀝乾水分；青紫蘇切成絲。

5 將 3 盛入盤中，放上 4，淋上柚子醋。

基本配菜 ＋「青椒炒雞胸肉」便當

※ 作法見 P.14 ～ 15

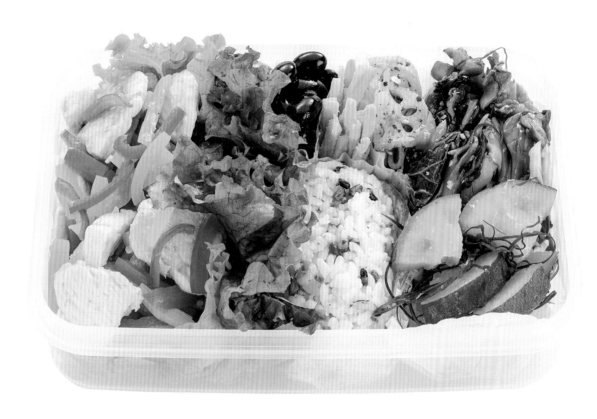

青椒具有超強抗氧化力

青椒
炒雞胸肉

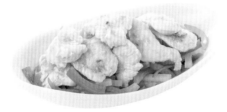

350kcal／鹽分1.1g

材料（1 人份）

雞胸肉…150g
太白粉…適量
青椒…15g（1/2 個）
紅椒…75g（1/2 個）
黃椒…75g（1/2 個）
大蒜…5g（1 瓣）
生薑（磨成泥）…5g
蠔油…6g（1 小匙）
烤肉醬汁…3g（1/2 小匙）
胡椒…少許
橄欖油…13g（1 大匙）

作法

1 雞胸肉斜切成片，撒上太白粉。

2 青椒、紅椒與黃椒去籽，切成細絲。

3 大蒜去皮，切成末。

4 橄欖油倒入平底鍋加熱，放入 3 拌炒，加入 1 繼續拌炒。

5 再將 2、生薑、蠔油、烤肉醬汁與胡椒放入平底鍋，拌炒均勻即可。

體內原有四個肝腫瘤，八個月後只剩一個

| 2010年12月 | 2010年4月（PET-CT檢查） |
| 治療後 | 治療前 |

肝臟出現四個腫瘤（照片為其中最大，直徑4cm的腫瘤），搭配飲食療法與肝動脈栓塞術後，只剩縮小成1.5cm的一個腫瘤。

因尖銳物刺傷，意外發現肝癌

K・S見證者／醫師・55歲

我是一位受聘於醫院的外科醫師，一九九一年八月，在為C型肝炎病毒（HCV）陽性患者動手術時，發生了尖銳物刺傷意外。我立刻做了C型肝炎病毒檢測，結果是陰性，讓我放下心來。不過，顯示肝功能狀態的AST（麩胺酸苯醋酸轉氨基酶）與ALT（麩胺酸丙酮酸轉氨基酶）數值卻分別高達六十與九十（IU／L），於是我持續追蹤檢查數值（正常值為十到四十）。

二○一○年一月開始，肝癌的癌症腫瘤標記AFP值逐漸升高，我到消化內科接受電腦斷層掃描與磁振造影掃描檢查（MRI），發現慢性C型肝炎惡化成肝硬化，還合併多發性肝細胞癌。肝臟有四個惡性腫瘤，最大的有四公分。雖然接受了肝動脈栓塞化學療法（TACE）與射頻燒灼術（RFA）治療，

結果卻不理想，讓我相當煩惱。就在這個時候，我接觸到濟陽醫師的書，並進行正子斷層掃描檢查。檢查結果確定肝臟有多發性癌症，AFP值（α-胎兒蛋白）高達一八○（正常值為十以下），γ-GTP（γ-谷氨醯轉肽酶）達四二○（正常值為十到五十），狀況十分危急。過去即使是睡眠不足，感到疲累，我每天都會激勵自己為了患者撐下去，以高熱量的油膩食物補充能量。但我現在的首要之務就是治好自己的身體，於是開始嚴格執行濟陽式飲食療法。

在執行過程中，我特別提醒自己不可攝取過量油脂，因此忌吃油膩食物。由於我體內的鐵蛋白含量（顯示鐵質儲藏量）比一般人高出許多，所以我服用保健藥品，攝取有益肝臟健康的牛磺酸，不吃鐵質含量較高的貝類。除了每天吃大量抗癌蔬菜之外，外食也一定會帶便當，菜色包括紅蘿蔔、牛蒡、番茄、紅椒、青椒等超強抗癌蔬菜，以及大豆製品、未精製穀類、平飼雞蛋等食材。

我持續搭配腫瘤局部治療與嚴格的飲食療法，終於在二○一一年八月，AFP值降至三十，γ-GTP降至九十四，肝臟的陰影也消失了。

「青蔬營養三明治」便當

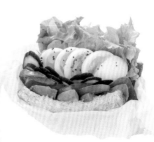

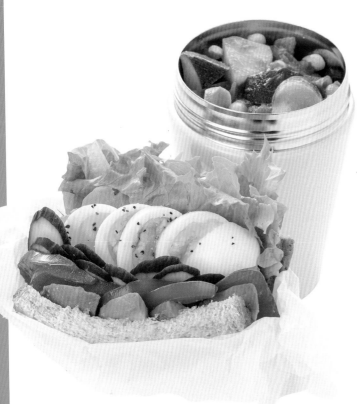

可吃到豐盛蔬菜

野菜蛋三明治

材料‧作法（1 人份）

1 全粒粉吐司（6 片裝取 1 片）對切，萵苣（60g / 2 片）撕成吐司大小，小黃瓜（50g / 1/2 根）、番茄（75g / 1/2 顆）、酪梨（50g / 1/4 顆）、水煮蛋（50g / 1 顆）切片。

2 將 1 的食材放在吐司上，撒上檸檬汁（15g / 1 大匙）與少許黑胡椒，再放上另一片吐司，做成三明治。

386kcal / 鹽分1.0g

水分較多的料理就用保溫罐盛裝

番茄煮大豆蔬菜

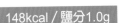

材料（1 人份）

大豆（水煮）…30g
洋蔥…50g（1/4 顆）
馬鈴薯…50g（1/2 顆）
茄子…20g（1/4 根）
芹菜、櫛瓜…各 10g（1/10 根）
杏鮑菇…25g（1/2 根）
大蒜…2g（1/2 瓣）
切塊番茄（罐頭）…70g
橄欖油…2g（1/2 小匙）
月桂葉…1 片
水…50cc
雞骨高湯粉…0.5g
牛至、低鈉鹽、胡椒…少許

作法

1 洋蔥去皮切片，馬鈴薯削皮切成滾刀塊；茄子、芹菜、櫛瓜與杏鮑菇切成滾刀塊。

2 大蒜去皮切末。

3 橄欖油倒入鍋中加熱，放入 2 拌炒，再加入 1 繼續拌炒。

4 將大豆、切塊番茄、月桂葉、雞骨高湯粉與水加入 3 中煮熟。

5 待蔬菜變軟，撒上牛至、低鈉鹽與胡椒調味。

148kcal / 鹽分1.0g

「燉豆腐丸」便當

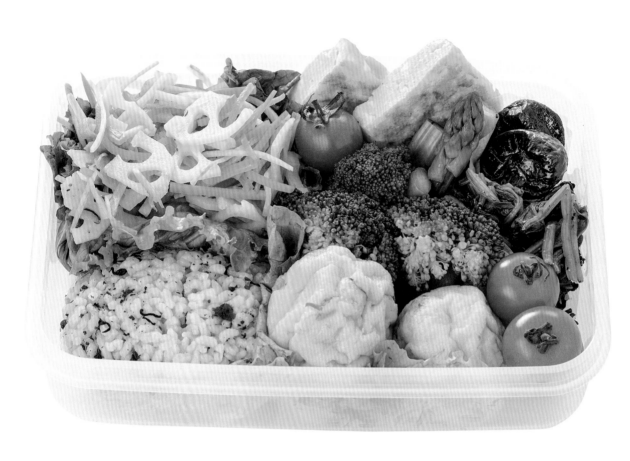

主菜為大豆製品

燉豆腐丸

149kcal／鹽分0.6g

※ 湯汁完全瀝乾，不喝燉菜的湯。

材料（1 人份）

市售什錦豆腐丸…60g（2 顆）
味醂…6g（1 小匙）
減鹽醬油…6g（1 小匙）
柴魚片…1 撮
昆布…1g
水…200cc

作法

1 將水與昆布放入鍋中煮，快沸騰時取出昆布，水煮沸後放入柴魚片並關火。待柴魚片沉入鍋底後再濾掉。

2 將什錦豆腐丸、味醂、減鹽醬油放入 1 中燉煮。

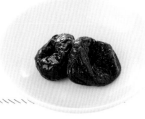

富含 β-胡蘿蔔素
可避免活性氧傷害

芝麻拌菠菜

材料、作法（1 人份）

1 菠菜（90g）汆燙後瀝乾水分，切成 3cm 長段。

2 將高湯（15g／1 大匙）、芝麻粉（15g）與減鹽醬油（2g／1/3 小匙）放入調理碗中拌勻，再拌入 1。

110kcal／鹽分0.2g

牛蒡不泡水
充分攝取多酚

金平牛蒡

材料、作法（1 人份）

1 帶泥牛蒡（50g）與紅蘿蔔（30g／3cm）去皮，切成細絲；蓮藕（80g）去皮，切成 1/4 圓。

2 將 1 放入平底鍋拌炒，炒熟後倒入味醂（6g／1 小匙）、減鹽醬油（6g／1 小匙）調味。

98kcal／鹽分0.6g

富含多酚
是最好的點心

西梅乾

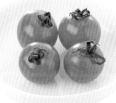

材料（1 人份）

西梅乾…2 顆

47kcal／鹽分0.0g

富含抗氧化成分
維他命 E

糙米飯糰

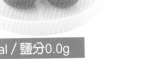

材料、作法（1 人份）

1 拌勻紫蘇風味芝麻羊栖菜飯鬆（3g）及糙米飯（120g），再捏成橢圓形。

211kcal／鹽分0.4g

番茄紅素發揮抗癌功效

小番茄

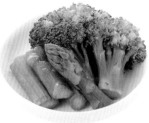

材料（1 人份）

小番茄…40g（4 顆）

11kcal／鹽分0.0g

避免營養素
溶入水中流失

微波蔬菜

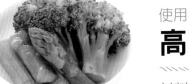

材料、作法（1 人份）

1 青花菜（40g）切小朵，蘆筍（25g）切成容易入口的長度。

2 將 1 過水，再放入微波爐加熱。

19kcal／鹽分0.0g

使用平飼雞蛋

高湯蛋捲

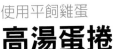

材料、作法（1 人份）

1 將蛋（50g／1 顆）、減鹽醬油（6g／1 小匙）放入調理碗中拌勻。

2 將 1 倒入加熱的平底鍋，從前方往後捲蛋，製作蛋捲。

3 將 2 切成容易入口的大小。

81kcal／鹽分0.2g

執行濟陽式飲食法時，需留意的各式添加物

高致癌風險的食品添加物

名稱	富含該成分的加工食品
亞硝酸鈉（NaNO$_2$） ※ 避免食物變黑	超商便當、鐵路便當、紅魚子醬、條狀鮭魚卵、鱈魚子、火腿、培根、維也納香腸、香腸、魚肉香腸
亞硫酸鈉（Na$_2$SO$_3$） ※ 防腐劑、漂白劑	超商便當、鐵路便當、蟹肉罐頭、紅酒等
漂白劑（硫代硫酸鈉、過氧化氫）	切塊蔬菜、袋裝沙拉、冷凍蝦子、甘納豆（不包含顏色較深的甘納豆）、鯡魚子
焦油色素（紅色 102 號、黃色 4 號、藍色 1 號等） ※ 維持漂亮的顏色	蔬菜汁、果汁、豌豆罐頭、水果罐頭、醃漬食品、果醬等
山梨酸 ※ 防腐劑、保存劑	超商便當、鐵路便當、現成熟菜、甜麵包、火腿、培根、竹輪、魚板、魚肉山藥餅、魚肉香腸、魷魚絲、薩摩炸魚餅、醬菜
苯甲酸鈉（C$_6$H$_5$CO$_2$Na） ※ 保存劑	營養飲料、碳酸飲料
防黴劑（鄰苯基苯酚「OPP」、鄰苯基苯酚鈉「OPP-Na」、腐絕「TBZ」、依滅列、聯苯）	柳橙、檸檬、葡萄柚 （日本國產不使用防黴劑）
三氯蔗糖 ※ 人工甘味劑	胺基酸飲料、碳酸飲料
阿斯巴甜（代糖、苯丙胺酸） ※ 人工甘味劑	胺基酸飲料、可樂、口香糖、糖果、減肥甜味劑
卡拉膠 ※ 增稠劑、凝固劑	調整豆漿等
溴酸鉀（KBrO$_3$） ※ 麵粉改良劑	吐司等

這些是抗癌常用食材，需慎選！

\忙碌早晨也能輕鬆帶便當！/

富含大量抗癌蔬菜的
常備便當

蔬菜歐姆蛋便當

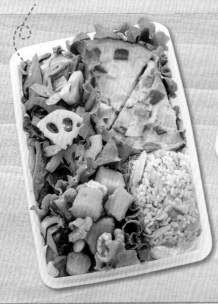

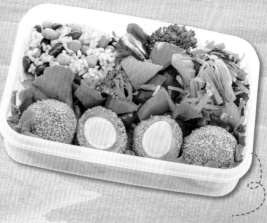

芝麻包蛋便當

濟陽式常備便當的特色就是，無論配菜、主菜或主食，都能吃到大量的抗癌蔬菜。本書介紹的每道料理都能分成四餐，有空時不妨做好冷藏備用，早上起床時只要將菜裝進便當盒即可。戰勝癌症的患者還有一個共通點，那就是每天攜帶事先在家泡好的茶，在外面也只喝自己帶的飲料。

包括主菜、 配菜與主食， 每餐鹽分不到2公克！

抗癌便當製作原則

① 每餐鹽分低於2g！活用常備菜做便當

配菜1

主菜

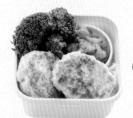

配菜2

主食

1餐
合計

**鹽分2.0g
以下**

〈主菜製作原則〉
鹽分1g以下

〈配菜製作原則〉
鹽分 0.5g 以下

〈主食製作原則〉
鹽分0g

② 選擇未精製食品

不吃白米或精緻穀類，最理想的組
合是無農藥糙米搭配什錦穀類。

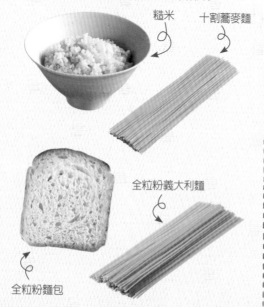

糙米　　　十割蕎麥麵

全粒粉義大利麵

全粒粉麵包

③ 不吃四腳動物及紅肉魚

不吃四腳動物及容易氧化的紅肉魚，最
推薦大豆製品與鮭魚。

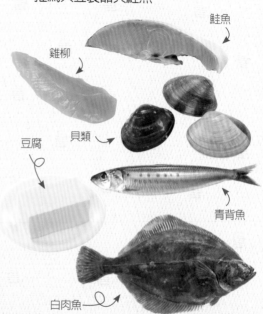

鮭魚

雞柳

貝類

豆腐

青背魚

白肉魚

每餐攝取超過350g的「抗癌蔬菜」

實踐濟陽式飲食法並戰勝癌症的患者，不是只吃公認有效的單一食材，而是搭配多種食材，每一餐都注重均衡營養。下列食物富含抗氧化成分，也是戰勝癌症的患者最常吃的食材。本書介紹的烹調方式能吃到最新鮮的植化素，而每餐攝取超過 350g 的「濟陽式抗癌蔬菜」，是最大的特徵。

濟陽式抗癌蔬菜

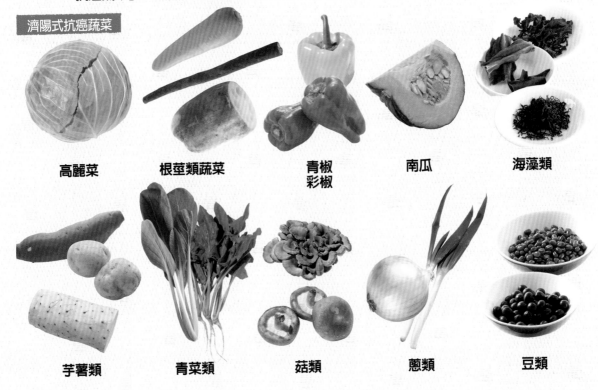

| 高麗菜 | 根莖類蔬菜 | 青椒
彩椒 | 南瓜 | 海藻類 |

| 芋薯類 | 青菜類 | 菇類 | 蔥類 | 豆類 |

不確定有無農藥時，可以這樣做！

實踐 1 泡在水中一晚
去除農藥

紅蘿蔔和葉菜類
只要泡水就沒問題

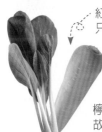

檸檬因使用防黴劑
故泡水也無法去除

實踐 2 剝除外葉

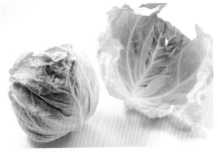

建議使用國產無農藥的蔬菜水果，若使用國產低農藥蔬果，請先泡水一晚，就能去除大部分農藥（日本農林水產省規定採收前十天只能使用水溶性農藥）。有些進口的農產品會使用不溶於水的農藥或防黴劑，請盡量避開。葉菜類則最好剝除外葉。

抗癌便當菜色組合範例

鱈魚蔬菜漢堡排便當

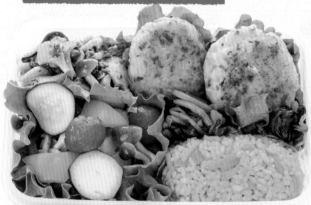

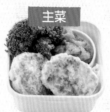
主菜

〔鱈魚蔬菜漢堡排〕
鹽分：0.6g
抗癌蔬菜：100g

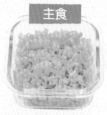
主食

〔紅蘿蔔炊飯〕
鹽分：0.0g
抗癌蔬菜：25g

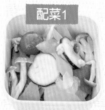
配菜1

〔高湯漬彩椒〕
鹽分：0.0g
抗癌蔬菜：193g

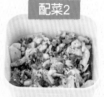
配菜2

〔西式金平風味什錦菇〕
鹽分：0.5g
抗癌蔬菜：161g

鹽分	抗癌蔬菜
1.1g	479g

MEMO
一般便當盒的容量為500ml，以大量蔬菜製成的抗癌便當，基本上使用1000ml大容量便當盒。

芝麻包蛋便當

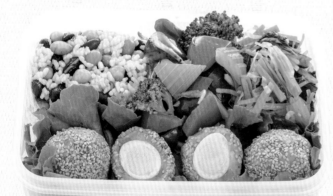

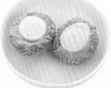
主菜

〔芝麻包蛋〕
鹽分：0.5g
抗癌蔬菜：126g

主食

〔綜合豆炊飯〕
鹽分：0.0g
抗癌蔬菜：30g

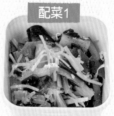
配菜1

〔麻油拌小松菜〕
鹽分：0.4g
抗癌蔬菜：154g

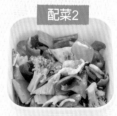
配菜2

〔味噌炒青椒櫻花蝦〕
鹽分：0.4g
抗癌蔬菜：165g

鹽分	抗癌蔬菜
1.3g	475g

MEMO
以萵苣等葉類蔬菜區隔不同菜色，不僅不會產生垃圾，還能增加蔬菜量。

蔬菜歐姆蛋便當

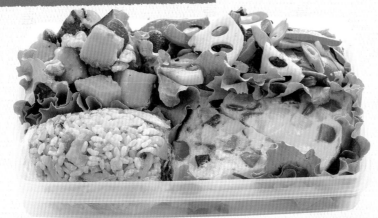

鹽分	抗癌蔬菜
1.0g	534g

MEMO
這款便當分量十足，吃完就很飽足，可避免外出時購買市售食品果腹。

主菜	主食	配菜1	配菜2

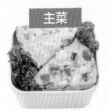 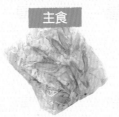 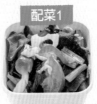 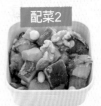

〔蔬菜歐姆蛋〕
鹽分：0.5g
抗癌蔬菜：101g

〔什錦蔬菜糙米炊飯〕
鹽分：0.0g
抗癌蔬菜：43g

〔中華風炒黑木耳〕
鹽分：0.5g
抗癌蔬菜：240g

〔堅果拌地瓜〕
鹽分：0.0g
抗癌蔬菜：150g

湯品＆多料飯糰便當

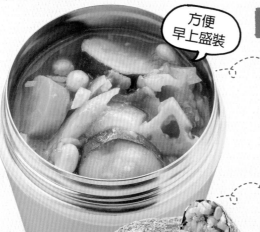

方便
早上盛裝

配菜

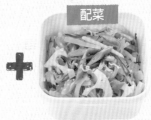

番茄咖哩湯
〔番茄煮牛蒡紅蘿蔔蓮藕〕
➕高湯➕咖哩粉
鹽分：0.1g
抗癌蔬菜：200g

主食 **配菜**

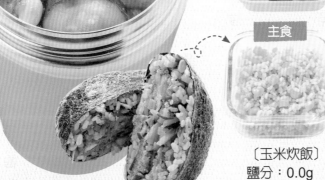

〔玉米炊飯〕
鹽分：0.0g
抗癌蔬菜：30g

〔日式金平家常菜〕
鹽分：0.4g
抗癌蔬菜：159g

鹽分	抗癌蔬菜
0.6g	389g

MEMO
亦可將前一天晚上煮的燉菜放入保溫罐裡。

※「高湯」含有0.1g鹽分

戰勝癌症的患者，每天吃的基本菜色

配菜 **日式金平家常菜** 百搭的便當菜

使用醬油、砂糖和味醂炒根莖類蔬菜的「金平料理」，
是能完整吃到濟陽式抗癌蔬菜的 NO.1 家常菜！

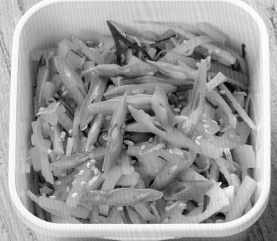
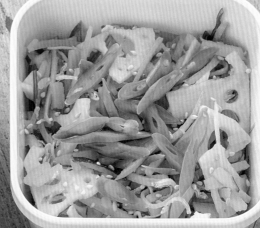
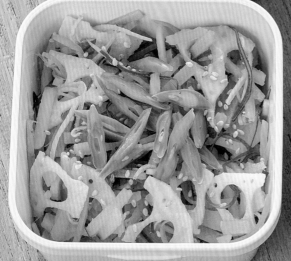
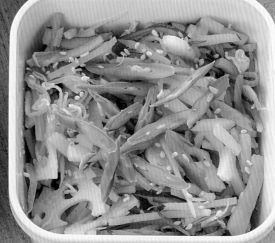

保存方法 & 吃法 若是冷凍保存，請於前一晚放到冷藏庫退冰，第二天帶便當。

冷 ❄ 凍 可放1週

1餐熱量	1餐鹽分	1餐的抗癌蔬菜
141 kcal	0.4 g	159 g

材料（4餐份）

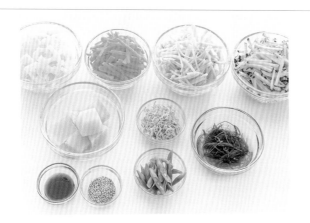

┌ 蓮藕（去皮切成 1/4 圓）…200g
│ 牛蒡…120g　　　　　　┐ 削皮
A 紅蘿蔔…120g（3/5 根）├→ 切細絲
│ 地瓜（切細絲）…160g　┘
└ 四季豆（斜切）…24g
乾燥昆布絲（泡水還原）…4g
水…120cc
蘋果洋蔥醬（作法見 P.79）…100g
減鹽醬油…12g（2 小匙）
白色小魚乾…20g
白芝麻…4g

作法

① 以平底鍋炒菜

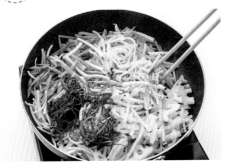

將 A 與泡水（120cc）還原的昆布絲，連同泡昆布的水一起放入平底鍋，炒至收乾水分，蔬菜全部炒熟為止。

② 調味

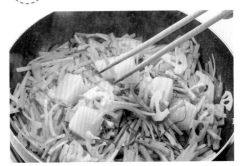

加入蘋果洋蔥醬、減鹽醬油，再均勻拌炒。

③ 起鍋

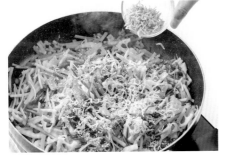

倒入白色小魚乾和白芝麻，再盛入容器裡。

④ 盛入保存容器

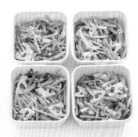

分成每餐的分量，裝入四個保存容器內。冷凍保存能讓料理更入味，比剛起鍋的還好吃。

使用人氣
抗癌食材

日式金平時蔬

配菜

苦瓜的維他命 C 很耐熱

金平彩椒

配菜

富含 β- 葡聚糖的什錦菇料理

西式金平風味什錦菇

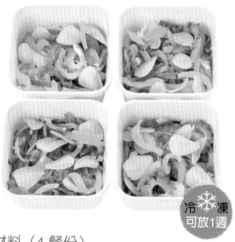

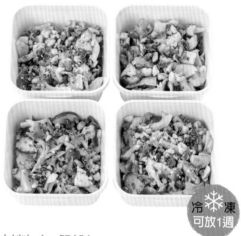

冷凍
可放1週

材料（4 餐份）

青椒（去籽切細絲）…120g（4 個）
紅椒、黃椒、橘椒
A （去籽切細絲）…各 120g（3/4 個）
苦瓜（去籽與纖維，切薄片）…80g
洋蔥（去皮切薄片）…120g（3/5 顆）
菜籽油…8g（2 小匙）
甜醋漬蕗蕎（切薄片）…80g
蘋果洋蔥醬（作法見 P.79）…40g

作法

1 菜籽油倒入平底鍋，加入 A 拌炒。
2 蔬菜炒軟後，放入甜醋漬蕗蕎、蘋果
洋蔥醬拌炒均勻。

92kcal／鹽分0.4g　抗癌蔬菜190g

保存方法
&吃法

分成 4 餐份冷凍保存。前一晚放入冷藏
退冰，第二天帶便當。

材料（4 餐份）

鴻喜菇（切除根部後剝開）
…160g（1 包半）
A 舞菇（剝開）…160g（1 包半）
香菇（去除硬蒂，切薄片）…160g（8 朵）
杏鮑菇（切薄片）…160g（3 根）
橄欖油…8g（2 小匙）
芥末粒…24g（4 小匙）
蘋果洋蔥醬（作法見 P.79）…40g
無鹽堅果（切碎）…40g
芹菜（生鮮）…4g

作法

1 橄欖油倒入平底鍋加熱，放入 A 拌炒。
2 菇類炒熟後，放入芥末粒、蘋果洋蔥醬，
炒至水分收乾。
3 盛入盤裡，撒上堅果和芹菜。

127kcal／鹽分0.5g　抗癌蔬菜161g

保存方法
&吃法

分成 4 餐份冷凍保存。前一晚放入冷藏
退冰，第二天帶便當。

材料（1 餐份）

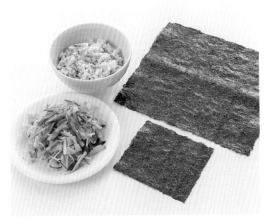

櫻花蝦炊飯（作法見 P.77）…1 餐份
日式金平家常菜（作法見 P.28）…1 餐份
烤海苔片…1 又 1/4 片

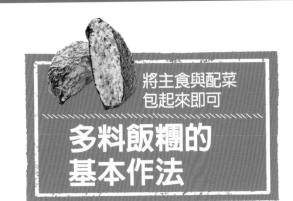

將主食與配菜
包起來即可

多料飯糰的
基本作法

353kcal / 鹽分0.4g　抗癌蔬菜163g

作法

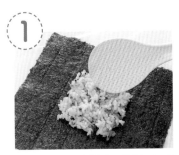

①

撕下一張比烤海苔片大的
無毒保鮮膜，將烤海苔片
放在保鮮膜中央，再將溫
熱的〔櫻花蝦炊飯〕放在
烤海苔片中間。

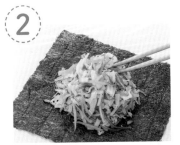

②

將〔日式金平家常菜〕放
在〔櫻花蝦炊飯〕上。

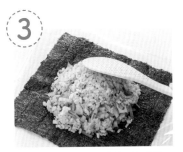

③

放上剩下的〔櫻花蝦炊飯〕，
將〔日式金平家常菜〕完全
包覆在裡面。

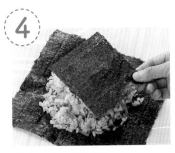

④

放上 1/4 片海苔。

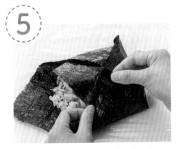

⑤

將下方的烤海苔片往上包
起飯糰。

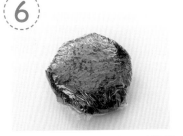

⑥

以保鮮膜密封飯糰，靜置
一段時間，讓烤海苔片和
米飯黏在一起。

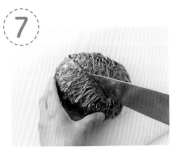

⑦

連同保鮮膜一起切開。

主菜

柚子風根莖蔬菜
煮油豆腐

材料（4 餐份）

```
┌ 牛蒡…160g
│ 蓮藕…160g
│ 紅蘿蔔…160g（4/5 根）     ┐→ 去皮切成
A 白蘿蔔…80g（3cm）        │   一口大小
│ 日本小芋頭…120g（2 個）   ┘
│ 小魚乾…20g
└ 高湯…600cc（3 杯）
┌ 油豆腐（切成一口大小）…120g
B 減鹽醬油…24g（4 小匙）
└ 酒…20g（4 小匙）   黑糖…12g（4 小匙）
切碎的柚子…適量
```

作法

1 將 A 放入鍋中加熱，將食材煮軟。
2 將 B 加入 1 中，煮至水分收乾。
3 關火，撒上切碎的柚子。

保存方法 & 吃法 水分要完全收乾，使其入味後冷藏保存。
需要時直接裝入便當即可。

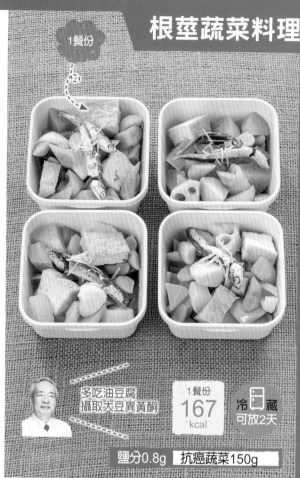

1餐份

多吃油豆腐
攝取犬豆異黃酮

1餐份 167 kcal

冷藏可放2天

鹽分0.8g ｜ 抗癌蔬菜150g

配菜

番茄煮牛蒡
紅蘿蔔蓮藕

材料（4 餐份）

```
┌ 橄欖油…39g（3 大匙）
A 大蒜…20g（4 片）      ┐→ 去皮切末
└ 薑…20g              ┘
┌ 牛蒡…100g
B 紅蘿蔔…100g（1/2 根） ┐→ 去皮切成
└ 蓮藕…100g           ┘  一口大小
┌ 洋蔥…100g（1/2 顆）
│ 茄子…60g（3/4 根）   ┐→ 切成一口
C 櫛瓜…60g（1/3 根）   ┘  大小
│ 大豆（水煮）…40g
└ 番茄罐頭（無鹽、無農藥）…200g
```

作法

1 將 A 放入鍋中炒，炒出香氣後加入 B，
蓋上鍋蓋，轉小火，燜煮至食材變軟。
2 將 C 加入 1 中續煮，直到收乾水分。

保存方法 & 吃法 水分要完全收乾，使其入味後冷凍保存。
前一晚放入冷藏退冰，第二天帶便當。

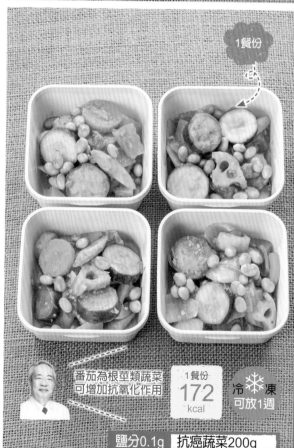

1餐份

番茄為根莖類蔬菜
可增加抗氧化作用

1餐份 172 kcal

冷凍可放1週

鹽分0.1g ｜ 抗癌蔬菜200g

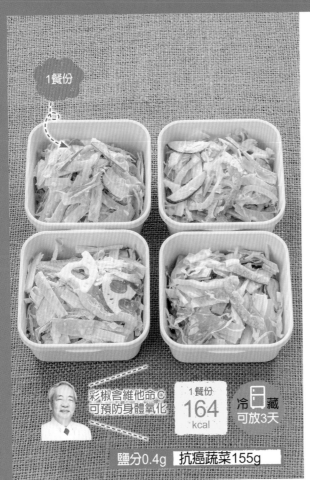

1餐份

彩椒含維他命C
可預防身體氧化

1餐份
164
kcal

冷藏
可放3天

鹽分0.4g　抗癌蔬菜155g

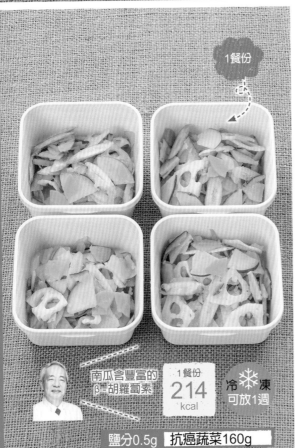

1餐份

南瓜含豐富的
β-胡蘿蔔素

1餐份
214
kcal

冷凍
可放1週

鹽分0.5g　抗癌蔬菜160g

配菜 # 根莖蔬菜沙拉佐芥末美乃滋

材料（4 餐份）

```
┌ 牛蒡…140g          ┐ 削皮切薄
│ 蓮藕…140g          ├→片，汆燙
│ 紅蘿蔔…140g（3/4 根）┘ 備用
│ 紅椒…40g（1/4 個）   ┐→去籽切薄片
A│ 黃椒…40g（1/4 個）   ┘
│ 小黃瓜（切薄片）…40g（2/5 根）
│ 芹菜（去莖切薄片）…40g（2/5 根）
│ 日本水菜（切成 3cm 長段）…20g
└ 高麗菜（切絲）…60g（1 片）
```

芥末醬…適量
美乃滋…56g（4 大匙）

作法

1 將芥末醬、美乃滋放入調理碗拌勻，
再倒入 A 拌勻。

保存方法
&吃法　在未拌入調味料的狀態下，先分成 4 餐份
冷藏保存，帶便當前再拌入調味料即可。

配菜 # 甜醋炒根莖蔬菜

材料（4 餐份）

```
┌ 菜籽油…26g（2 大匙）
│ 薑…20g              ┐ 去皮粗略
A│ 大蒜…20g（4 瓣）     ├ 切碎
└ 長蔥（切成粗蔥花）…40g（2/5 根）┘
┌ 牛蒡…160g          ┐
│ 蓮藕…120g          ├→去皮切薄片
B│ 紅蘿蔔…120g（3/5 根）┘
│ 地瓜…80g           ┐→切薄片
└ 南瓜…80g           ┘
┌ 減鹽醬油…24g（4 小匙）
C│ 黑醋…60cc
└ 蜂蜜…56g（2 又 1/3 大匙）
```

作法

1 將 A 放入平底鍋加熱，再放入 B，
蓋上鍋蓋燜炒。

2 拌勻 C，再加入 1，拌炒均勻。

保存方法
&吃法　分成 4 餐份冷凍保存。可在冷凍狀態下放
入便當，任其自然退冰。

主菜 什錦菇大阪燒

材料（4 餐份）

A
- 金針菇（切除根部後剝開）…150g（1 1/2 包）
- 舞菇（剝開）…150g（1 1/2 包）
- 香菇（去除硬蒂，切薄片）…160g（8 朵）
- 長蔥（切成粗蔥花）…40g（2/5 根）
- 大蒜（去皮切末）…20g（4 瓣）
- 水煮筍子（切成 2cm 長的筍絲）…60g
- 蛤蜊（去殼）…80g
- 櫻花蝦（乾燥）…20g
- 青海苔粉…適量

B
- 太白粉…80g
- 全粒粉…200g

C
- 水…200cc（1 杯）
- 蛋…200g（4 顆）

作法

1 將 B 放入調理碗拌勻。
2 充分拌勻 C 後，再加入 1 拌勻。
3 將 A 加入 2，用手拌勻。
4 芝麻油（16g / 4 小匙）倒入平底鍋加熱，將 3 塑成扁平的橢圓形，放入鍋中煎。
5 單面煎至變色後翻面，蓋上鍋蓋，轉小火燜燒至熟透。

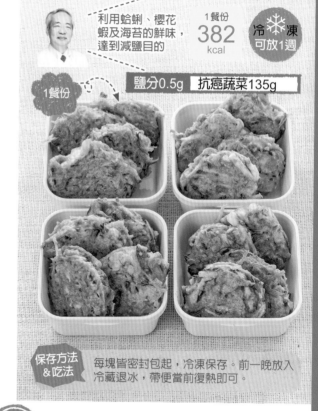

利用蛤蜊、櫻花蝦及海苔的鮮味，達到減鹽目的

1 餐份 **382** kcal

冷凍可放1週

1餐份

鹽分0.5g　抗癌蔬菜135g

保存方法 & 吃法　每塊皆密封包起，冷凍保存。前一晚放入冷藏退冰，帶便當前復熱即可。

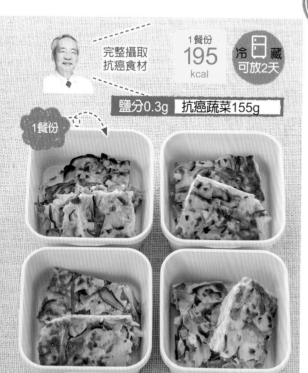

完整攝取抗癌食材

1 餐份 **195** kcal

冷藏可放2天

1餐份

鹽分0.3g　抗癌蔬菜155g

保存方法 & 吃法　每塊皆密封包起，冷凍保存。前一晚放入冷藏退冰，帶便當前復熱即可。

主菜 烤什錦菇豆腐

材料（4 餐份）

板豆腐…300g（1 塊）　橄欖油…13g（1 大匙）

A
- 蓮藕…60g
- 紅蘿蔔…60g（6cm）
- 洋蔥…40g（1/5 顆）
- 馬鈴薯…60g（3/5 顆）
→ 去皮切成 5mm 小丁

B
- 香菇（去除硬蒂，切薄片）…100g（5 朵）
- 杏鮑菇…100g（2 根）
- 蘑菇…100g（10 顆）
- 舞菇（剝開）…100g（1 包）
→ 切薄片

蛋…200g（4 顆）　高湯…250cc

作法

1 平底鍋先熱鍋，放入板豆腐後搗碎，待收乾水分，炒至豆腐呈鬆散狀即可起鍋放涼。
2 將橄欖油倒入平底鍋加熱，依序放入 A、B，炒至食材熟透，放涼備用。
3 將蛋和高湯倒入調理碗打散，加入 1、2 拌勻。
4 以鋁箔紙製成方框，倒入 3，再蓋上鋁箔紙，放入烤箱烤 20 分鐘，切成一口大小。

大蒜含大蒜素
具有抗癌作用

1餐份
131
kcal

冷凍
可放1週

鹽分0.3g ｜ 抗癌蔬菜173g

1餐份

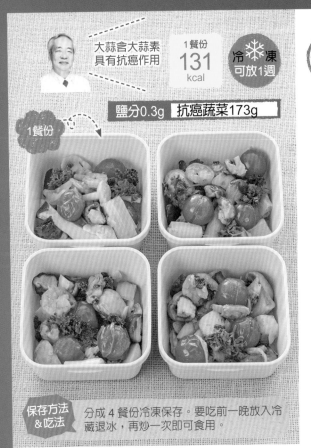

保存方法 & 吃法 分成 4 餐份冷凍保存。要吃前一晚放入冷藏退冰，再炒一次即可食用。

配菜 # 薑燒什錦菇佐蔬菜

材料（4 餐份）

```
 ┌ 紅蘿蔔…60g（6cm）
 │ 蓮藕…60g
 │ 牛蒡…60g
A│ 白蘿蔔…60g（2cm）
 │ 昆布（做完高湯的殘渣，
 │     切成一口大小）…20g
 └ 高湯…200cc（1 杯）
```
→ 去皮切成一口大小

```
 ┌ 香菇（去除硬蒂，切 4 等分）…120g（6 朵）
 │ 鴻喜菇…120g（約 1 包）
 │ 金針菇…120g（約 1 包）
B│ 舞菇（剝開）…120g（約 1 包）
 │ 酒…60g（4 大匙）
 │ 味醂…72g（4 大匙）
 └ 減鹽醬油…18g（1 大匙）
```
→ 切除根部後剝開

薑（去皮切絲）…20g
山椒…適量

作法

1 將 A 放入鍋中，轉小火煮至食材變軟。
2 將 B 加入 1，蓋上鍋蓋，煮熟菇類。

主菜 # 炒什錦菇海鮮

材料（4 餐份）

```
 ┌ 蘑菇（切成一半）…120g（12 顆）
 │ 香菇（去除硬蒂，切 4 等分）…120g（6 朵）
 │ 杏鮑菇（直切 4 等分）…120g（2 又 1/2 根）
A│ 洋蔥（去皮切薄片）…80g（2/5 顆）
 │ 長蔥（切成 3cm 長段）…80g（4/5 根）
 └ 小番茄（去除蒂頭）…120g（12 顆）
```
大蒜（去皮切薄片）…30g（6 瓣）
橄欖油…26g（2 大匙）
綜合海鮮（以熱水汆燙，瀝乾水分）…150g
芹菜（生鮮）…20g

作法

1 將橄欖油倒入平底鍋，爆香大蒜，再放入 A 炒熟。
2 加入綜合海鮮及芹菜，拌炒後即完成。

菇類與根莖蔬菜，
發揮雙重抗癌功效

1餐份
114
kcal

冷凍
可放1週

鹽分0.4g ｜ 抗癌蔬菜175g

1餐份

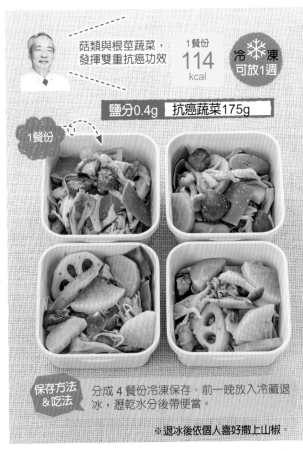

保存方法 & 吃法 分成 4 餐份冷凍保存。前一晚放入冷藏退冰，瀝乾水分後帶便當。

※退冰後依個人喜好撒上山椒。

3 打開鍋蓋，加薑，攪拌至水分收乾，使整體充分入味。
4 依個人喜好添加山椒。

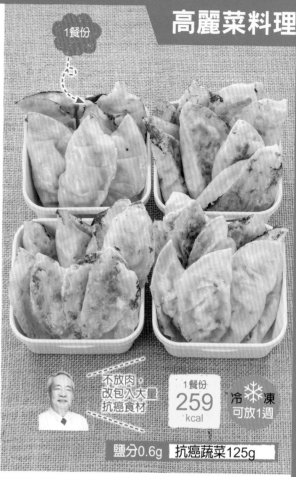

1餐份

主菜 高麗菜章魚餃

材料（4 餐份）

A
- 高麗菜…240g（4 片）
- 水煮章魚…200g
- 長蔥…80g（4/5 根）
- 竹筍（水煮）…80g ➔ 粗略切碎
- 洋蔥（去皮粗略切碎）…80g（2/5 顆）
- 薑…80g
- 大蒜…20g（4 片）➔ 去皮切末
- 柴魚片…5g　減鹽味噌…24g（4 小匙）

餃子皮（全粒粉）…32 張　太白粉…適量
菜籽油…26g（2 大匙）

作法

1 將 A 放入調理碗拌勻。
2 以餃子皮包 1，放在撒上太白粉的鐵盤上。
3 菜籽油倒入平底鍋加熱，煎熟餃子即可。

保存方法 & 吃法　將生餃子分成 4 餐份冷凍保存。前一晚放入冷藏退冰，第二天帶便當前煎熟。

不放肉，改包入大量抗癌食材

1餐份
259
kcal

冷凍 可放1週

鹽分0.6g　抗癌蔬菜125g

主菜 蠔油炒高麗菜和豆腐

材料（4 餐份）

高野豆腐（乾燥）…80g（4 片）

A
- 大蒜…20g（4 瓣）➔ 去皮切末
- 薑…20g
- 芝麻油…30g（2 又 1/3 大匙）

B
- 高麗菜…200g（3 又 2/3 大匙）➔ 切成 5mm 寬的絲
- 竹筍（水煮）…80g
- 紅蘿蔔（去皮，切成 5mm 寬的絲）…80g（8cm）
- 長蔥（斜切薄片）…80g（4/5 根）
- 香菇（去除硬蒂，切薄片）…60g（3 朵）

C
- 高湯…30g（2 大匙）
- 蠔油…12g（2 小匙）

作法

1 高野豆腐泡水還原，瀝乾水分。先直向對切，再橫向對切，接著切成 5mm 寬的薄片。
2 將 A 放入平底鍋加熱，再放入 1 與 B 拌炒。拌勻 C，再加入鍋內拌炒均勻。

保存方法 & 吃法　冷藏保存，第二天可直接帶便當。

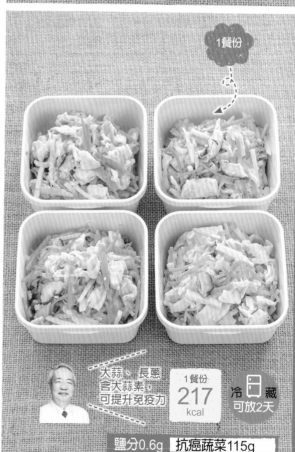

1餐份

大蒜、長蔥含大蒜素，可提升免疫力

1餐份
217
kcal

冷藏 可放2天

鹽分0.6g　抗癌蔬菜115g

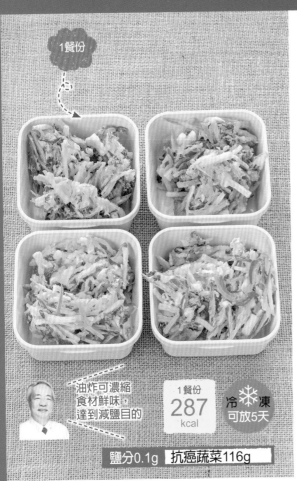

1餐份

材料（4 餐份）

高麗菜…240g（4 片）
竹筍（水煮）…50g
青紫蘇…12g（12 片）　　→ 切粗絲
蘆筍…60g（3 根）
A 紅蘿蔔…100g（1/2 根）
白蘿蔔…60g（2cm）　　→ 去皮切粗絲
紅椒（去籽切細絲）…50g（1/3 個）
天婦羅粉…140g
水…170cc
炸油…適量

作法

1 將 A 放入調理碗拌勻。

2 放油熱鍋，加熱至 180℃，再放入 1
炸熟。

● 油炸重點
以勺子舀起食材，輕輕滑入油中，較容易成塊。

油炸可濃縮
食材鮮味，
達到減鹽目的

1餐份
287
kcal

冷凍
可放5天

鹽分0.1g　抗癌蔬菜116g

保存方法
&吃法　分成 4 餐份冷凍保存。前一晚放入冷藏退
冰，要吃前放入烤箱加熱即可。

配菜 **青紫蘇拌高麗菜絲**

材料（4 餐份）

高麗菜（切絲）…320g（5 又 1/3 片）
紅蘿蔔…200g（1 根）
A 白蘿蔔…40g（1.5cm）　→ 去皮切絲
減鹽醬油…24g（4 小匙）
芹菜（去筋切絲）…80g（4/5 根）
小黃瓜…40g（2/5 根）
青紫蘇…10g（10 片）　→ 切絲
B 白芝麻…12g
橄欖油…32g（8 小匙）
檸檬汁…20g（4 小匙）
蜂蜜…12g（1/2 大匙）

作法

1 將 A 放入夾鏈袋，搓揉入味。

2 將 B 放入 1 中拌勻即可。

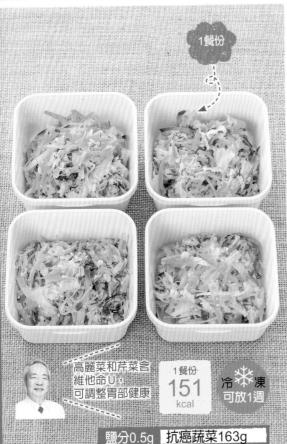

1餐份

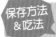

高麗菜和芹菜含
維他命U，
可調整胃部健康

1餐份
151
kcal

冷凍
可放1週

鹽分0.5g　抗癌蔬菜163g

保存方法
&吃法　在冷凍狀態下裝進便當，自然退冰後即
可吃。

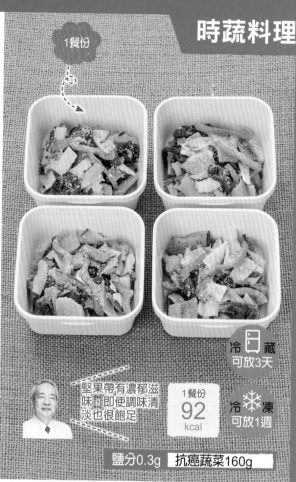

1餐份

配菜 堅果拌青江菜

材料（4 餐份）

A
「青江菜（切成 3cm 長段）…400g（4 株）
杏鮑菇（切成 1cm 寬的長段）…200g（4 根）
紅椒（去籽，直切成 4 等分）…40g（1/4 個）

B
「無鹽堅果（切碎）…20g
白芝麻醬…20g
蜂蜜（金合歡蜂蜜或麥盧卡蜂蜜）
　…14g（2 小匙）
減鹽味噌…12g（2 小匙）
白芝麻粉…5g

作法

1 汆燙 A，並瀝乾水分。
2 將 B 放入調理碗拌勻，再加入 1 拌勻。

保存方法
&吃法　若冷凍保存，要吃前先放入冷藏，待自然
退冰後再帶便當。

冷藏
可放3天

堅果帶有濃郁滋
味；即使調味清
淡也很飽足

1餐份
92
kcal

冷凍
可放1週

鹽分0.3g　抗癌蔬菜160g

配菜 涼拌小松菜

材料（4 餐份）

A
「小松菜（切成 3cm 長段）…250g
乾燥海帶芽（泡水還原，瀝乾水分）
　…3g（還原後約 30g）
紅蘿蔔…80g（8cm）
白蘿蔔…150（5cm）→ 去皮切絲
高麗菜（切絲）…100g（1 又 2/3 片）
豆芽菜…40g

B
「大蒜（去皮磨成泥）…5g（1 瓣）
白芝麻粉…5g
低鈉鹽…2g
芝麻油…4g（1 小匙）

作法

1 將 A 放入鍋中，蓋上鍋蓋，開中火蒸炒
　5 分鐘。食材炒熟後放涼，瀝乾水分。
2 將 1 及 B 放入調理碗拌勻。

保存方法
&吃法　若冷凍保存，要吃前先放入冷藏，待自然
退冰後再帶便當。

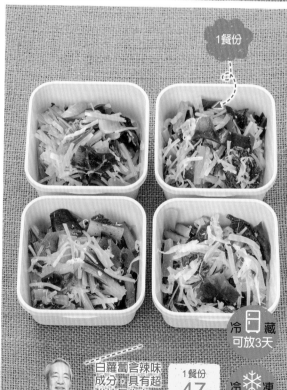

1餐份

冷藏
可放3天

白蘿蔔含辣味
成分；具有超
強抗氧化力

1餐份
47
kcal

冷凍
可放1週

鹽分0.4g　抗癌蔬菜154g

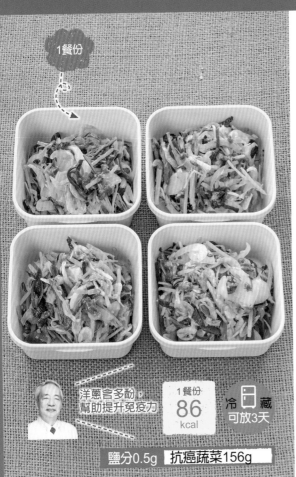

配菜 **梅乾炒水菜**

材料（4 餐份）

A
- 日本水菜（切成 3cm 長段）…250g
- 洋蔥（去皮，切薄片）…200g（1 顆）
- 紅蘿蔔（去皮切絲）…80g（8cm）
- 乾燥黑木耳（泡水還原後切絲）…12g
  （還原後約 80g）
- 櫻花蝦（乾燥）…40g

橄欖油…4g（1 小匙）
薑（去皮切末）…15g
低鹽梅乾（切碎）…10g（1 顆）

作法

1 將橄欖油與薑放入平底鍋加熱，炒出香氣後放入 A 拌炒。

2 蔬菜炒軟後，加入低鹽梅乾拌炒均勻。

保存方法 & 吃法　直接裝進便當即可。

洋蔥含多酚，幫助提升免疫力

1餐份 **86** kcal

冷藏 可放3天

鹽分0.5g　抗癌蔬菜156g

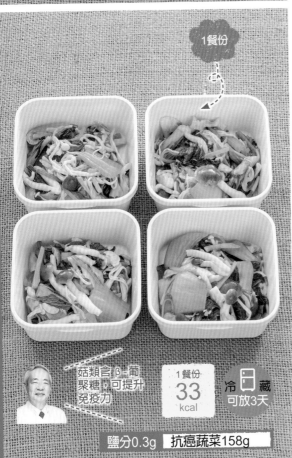

配菜 **青菜炒什錦菇**

材料（4 餐份）

A
- 鴻喜菇…100g（1 包）
- 金針菇…100g（1 包） → 切除根部後剝開
- 舞菇（剝開）…100g（1 包）

B
- 紅蘿蔔（去皮切絲）…40g（4cm）
- 洋蔥（去皮切薄片）…40g（1/5 顆）
- 高湯…150cc

C
- 菠菜…100g → 切成 3cm 長段
- 青江菜…150g 　汆燙備用

減鹽醬油…12g（2 小匙）
太白粉水…1 小匙

作法

1 將 A 放入平底鍋，炒至變色後加入 B。

2 蔬菜炒熟後，加入 C 與減鹽醬油拌炒，再淋上太白粉水增添稠度。

保存方法 & 吃法　直接裝進便當即可。

菇類含β-葡聚糖，可提升免疫力

1餐份 **33** kcal

冷藏 可放3天

鹽分0.3g　抗癌蔬菜158g

39

配菜 **高湯漬彩椒**

材料（4 餐份）

紅椒、黃椒、橘椒…各色 150g（各 1 個）

A
- 鴻喜菇（切除根部後分小朵，汆燙備用）…80g（4/5 包）
- 小番茄（泡熱水去皮）…80g（8 顆）
- 芹菜（去筋切薄片）…40g（2/5 根）
- 洋蔥（去皮切薄片）…40g（1/5 顆）
- 櫛瓜（切成薄圓片）…60g（1/3 根）

B
- 大蒜（去皮磨成泥）…20g（4 瓣）
- 高湯…300cc（1 杯半）
- 檸檬汁…45cc　穀物醋…90cc
- 蜂蜜…132g（5 又 1/2 大匙）　胡椒…少許

作法

1 去除各色彩椒的籽，切成不規則形狀。

2 將 B 放入保存容器內拌勻，加入彩椒及 A，醃漬一晚即可。

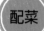 保存方法 &吃法　瀝乾水分，直接裝進便當。

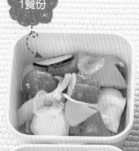 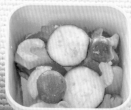
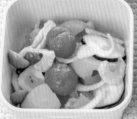 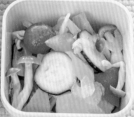

1餐份

彩椒富含維他命C及胡蘿蔔素

1餐份 **160** kcal

 冷藏 3～4天

鹽分0.0g　抗癌蔬菜193g

※熱量計算包括醃漬液。

 配菜 **芝麻拌彩椒小魚**

材料（4 餐份）

- 青椒…240g（8 個）
- 紅椒…60g（2 個） → 去籽切薄片

A
- 高麗菜（切粗絲）…120g（2 片）
- 舞菇（剝開）…40g（2/5 包）
- 鴻喜菇（切除根部後剝開）…100g（1 包）
- 乾燥昆布絲（泡水還原）…12g（還原約 40g）

B
- 小魚乾…20g
- 白芝麻…12g
- 芝麻油…39g（3 大匙）

作法

1 將 A 放入耐熱容器，微波爐選擇 600W，加熱 30 秒左右。

2 將 B 倒入 1 拌勻。

保存方法 &吃法　分成 4 餐份冷凍保存。在冷凍狀態下裝進便當，自然退冰後即可吃。

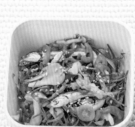 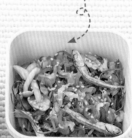
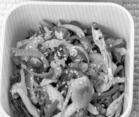 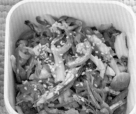

1餐份

彩椒比一般青椒更營養

1餐份 **150** kcal

 冷凍 可放1週

鹽分0.5g　抗癌蔬菜150g

配菜　青椒鑲豆渣

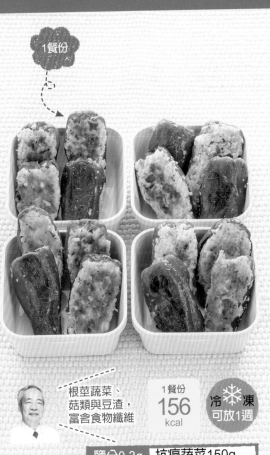

1餐份

材料（4 餐份）

青椒…280g（大顆，8 個）
太白粉…少許
A
　紅蘿蔔…80g（8cm）
　蓮藕…80g
　洋蔥…80g（2/5 顆）
　　　　　　　　　　　→ 去皮切丁
　香菇（去除硬蒂，切碎）…80g（4 朵）
　豆渣…160g
　蛋…100g（2 顆）
　柚子胡椒…適量
菜籽油…13g（1 大匙）

作法

1 青椒切成一半，去籽，內側撒上太白粉。
2 將 A 放入調理碗拌勻，再鑲入青椒內。
3 將菜籽油倒入平底鍋加熱，放入 2，鑲著
　豆渣的那一面朝下煎熟。

根莖蔬菜、
菇類與豆渣，
富含食物纖維

1餐份
156
kcal

冷凍
可放1週

鹽分0.3g　抗癌蔬菜150g

> 保存方法
> &吃法　前一晚放入冷藏退冰，加熱後帶便當。

配菜　味噌炒青椒櫻花蝦

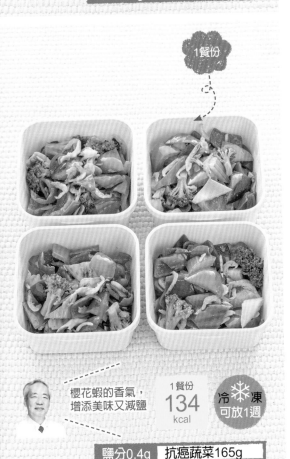

1餐份

材料（4 餐份）

A
　青椒…240g（8 個）
　紅椒…180g（6 個）
　　　　　　　　　→ 去籽切成
　　　　　　　　　　不規則形狀
　茄子（切成滾刀塊）…80g（1 根）
　芹菜（去莖，切成滾刀塊）…60g（1/2 根）
　青花菜（分小朵）…60g
　舞菇（剝開）…40g（2/5 包）
B
　高湯…20cc
　減鹽味噌…24g（4 小匙）
　黑糖…12g（4 小匙）
櫻花蝦（乾燥）…20g
芝麻油…26g（2 大匙）

作法

1 將芝麻油與櫻花蝦放入平底鍋加熱，再放
　入 A 拌炒。
2 拌勻 B 後倒入 1 中，拌炒均勻。

櫻花蝦的香氣，
增添美味又減鹽

1餐份
134
kcal

冷凍
可放1週

鹽分0.4g　抗癌蔬菜165g

> 保存方法
> &吃法　分成 4 餐份冷凍保存。在冷凍狀態下裝進
> 便當，自然退冰後即可吃。

配菜　咖哩炒南瓜青椒

材料（4 餐份）

A
[南瓜（切 2mm 薄片）…320g
　青椒…80g（2 又 2/3 個）⎤
　紅椒…80g（2 又 2/3 個）⎦→ 去籽切細絲
　洋蔥（去皮切薄片）…80g（2/5 顆）
　杏鮑菇（切薄片）…80g（1 又 1/2 根）
[無鹽腰果…40g
大蒜（去皮切末）…20g（4 瓣）
橄欖油…26g（2 大匙）
咖哩粉…4g（2 小匙）

作法

1 將橄欖油與大蒜放入平底鍋中爆香，放入 A 拌炒。

2 將咖哩粉撒入鍋中，拌炒均勻。

保存方法 & 吃法　分成 4 餐份冷凍保存。在冷凍狀態下裝進便當，自然退冰後即可吃。

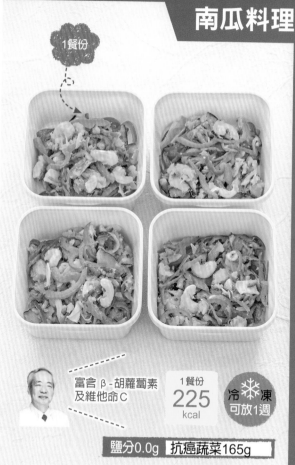

1餐份

富含 β-胡蘿蔔素及維他命 C

1餐份
225 kcal

冷凍可放1週

鹽分0.0g　抗癌蔬菜165g

配菜　美乃滋南瓜沙拉

材料（4 餐份）

南瓜…320g ⎤
馬鈴薯…100g（1 顆）⎦→ 切成一口大小

A
[水煮毛豆（只用豆子）…80g
　洋蔥（去皮切薄片）…40g（1/5 顆）
　小黃瓜（切薄片）…40g（2/5 根）
　紅椒（去籽切薄片）…60g（1/3 個）
　胡椒…少許
　檸檬汁…20g（4 小匙）
[美乃滋…56g（4 大匙）

作法

1 南瓜與馬鈴薯放入水中煮，煮軟後倒掉鍋中的水，再放入鍋中加熱，收乾水分。

2 將 1 及 A 放入調理碗拌勻。

保存方法 & 吃法　尚未加入調味料前，分成 4 餐份冷凍保存。前一晚放入冷藏退冰，取出後和調味料拌勻，再裝進便當。

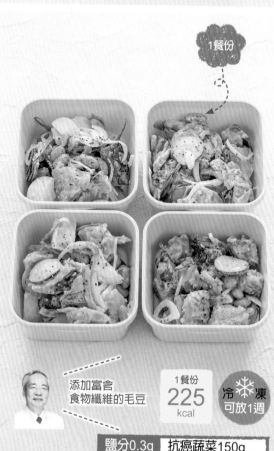

1餐份

添加富含食物纖維的毛豆

1餐份
225 kcal

冷凍可放1週

鹽分0.3g　抗癌蔬菜150g

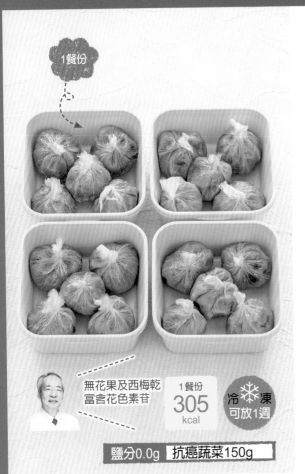

配菜　南瓜甜丸子

材料（4 餐份）

A ┌ 南瓜（切成一口大小，燙熟備用）…600g
　├ 西梅乾（乾燥）…40g ┐ 切成 5mm
　├ 無花果（乾燥）…40g ┘ 小丁
　├ 無鹽杏仁（粗略切碎）…40g
　├ 蜂蜜…48g（2 大匙）
　└ 無糖優格…20g（4 小匙）
白芝麻…12g

作法

1 將 A 放入調理碗拌勻。
2 將 1 分成 12 等分，以無毒保鮮膜包起，旋緊封口，定型後剝除保鮮膜，撒上芝麻。

保存方法 & 吃法　分成 4 餐份冷凍保存。在冷凍狀態下裝進便當，自然退冰即可吃。

無花果及西梅乾富含花色素苷

1 餐份 **305** kcal

冷凍可放1週

鹽分0.0g　抗癌蔬菜150g

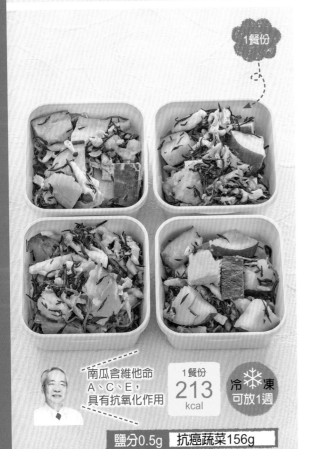

配菜　燉煮南瓜

材料（4 餐份）

A ┌ 南瓜…320g ┐ 切成一口大小
　├ 地瓜…80g ┘
　├ 乾燥羊栖菜（泡水還原後瀝乾水分）…12g
　│（還原後約 90g）
　├ 昆布絲（乾燥）…5g
　├ 舞菇（剝開）…60g（1/2 包）
　├ 鴻喜菇（切除根部後剝開）…60g（1/2 包）
　├ 油豆腐皮（切細絲）…80g（4 片）
　└ 水…250cc
減鹽醬油…20g（3 又 1/3 小匙）
味醂…36g（2 大匙）

作法

1 將 A 放入鍋中煮軟。
2 將減鹽醬油與味醂加入 1 中，煮至水分收乾即可。

保存方法 & 吃法　在冷凍狀態下裝進便當，自然退冰後即可吃。

南瓜含維他命 A、C、E，具有抗氧化作用

1 餐份 **213** kcal

冷凍可放1週

鹽分0.5g　抗癌蔬菜156g

1餐份

1餐份

主菜 蔥拌鮭魚鬆

材料（4 餐份）

A ⎡ 紅蘿蔔…150（3/4 根）
  ⎣ 南瓜…80g ⎤→ 去皮磨成泥

B ⎡ 長蔥…60g（3/5 根）
  ⎢ 高麗菜…40g（2/3 片） ⎤→ 切末
  ⎣ 薑（去皮切末）…10g

C ⎡ 水煮鮭魚（罐頭）…180g（1 罐）
  ⎢ 減鹽醬油…12g（2 小匙）
  ⎣ 低鈉鹽…1g

萬能蔥（切蔥花）…60g
白芝麻…4g

作法

1 將 A 放入鍋中，蓋上鍋蓋，以小火燜煮 4 分鐘。
2 將 B 加入 1 拌炒。
3 將 C 加入 2 拌炒均勻，再放入萬能蔥與白芝麻。

保存方法 & 吃法 前一晚放入冷藏退冰，第二天加熱後即可帶便當。

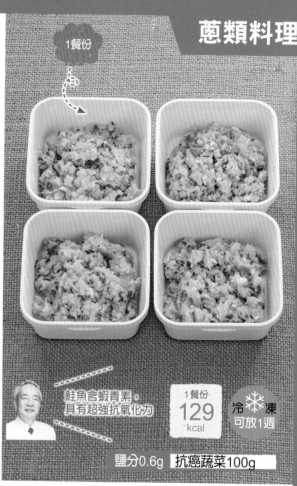

1餐份

鮭魚含蝦青素，具有超強抗氧化力

1餐份 **129** kcal

冷凍 可放1週

鹽分0.6g ｜ 抗癌蔬菜100g

配菜 白蘿蔔泥拌蔥

材料（4 餐份）

A ⎡ 萬能蔥（切成 2cm 長段）…300g
  ⎢ 小黃瓜（切薄片）…40g（2/5 根）
  ⎢ 白蘿蔔（去皮磨成泥）…250g（8cm）
  ⎣ 薑（去皮切絲）…10g

白芝麻…2g
檸檬汁…15g（1 大匙）
減鹽醬油…12g（2 小匙）
小番茄（去蒂對切）…40g

作法

1 將一半的白芝麻（1g），與 A 放入平底鍋拌炒。
2 將 1、剩下的白芝麻（1g）、檸檬汁、減鹽醬油放入調理碗拌勻，最後放上小番茄。

保存方法 & 吃法 直接裝進便當即可。

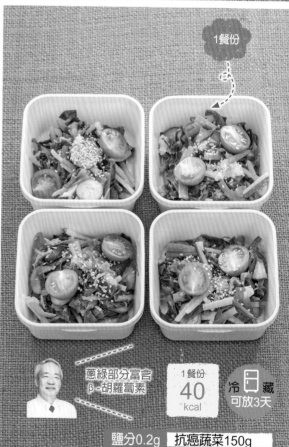

1餐份

蔥綠部分富含 β-胡蘿蔔素

1餐份 **40** kcal

冷藏 可放3天

鹽分0.2g ｜ 抗癌蔬菜150g

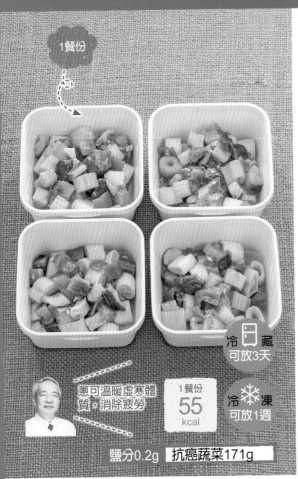

1餐份

冷藏
可放3天

蔥可溫暖虛寒體質，消除疲勞

1餐份
55
kcal

冷凍
可放1週

鹽分0.2g ┃ 抗癌蔬菜171g

番茄煮蔥

材料（4 餐份）

A ┌ 長蔥（切成 1cm 短段）…300g（3 根）
　│ 杏鮑菇（切成 1cm 小丁）…50g（1 根）
　│ 番茄…200g（1 又 1/3 顆）┐ → 去蒂切成
　│ 茄子…50g　　　　　　　 ┘　　1cm 小丁
　│ 芹菜（去莖切成 1cm 小丁）…40g（2/5 根）
　│ 青椒（去籽切成 1cm 小丁）…40g
　│ 　（1 又 1/3 個）
　└ 低鈉鹽…2g
大蒜（去皮切末）…5g（1 瓣）
橄欖油…6g（1/2 大匙）
牛至（乾燥）…少許

作法

1 將橄欖油與大蒜放入鍋中爆香，加入 A，轉小火燉煮 10 分鐘。

2 最後加入牛至即可。

保存方法
&吃法　冷藏或冷凍，復熱後裝進便當。

咖哩含薑黃，可強化肝臟功能

1餐份
88
kcal

冷藏
可放5天

鹽分0.5g ┃ 抗癌蔬菜164g

配菜 **咖哩醃蔥**

材料（4 餐份）

A ┌ 長蔥（切成 3cm 長段）…300g（3 根）
　│ 櫛瓜（切長段）…50g（1/3 根）
　│ 杏鮑菇（切長段）…100g（2 根）
　└ 紅椒（去籽切長段）…200g（1 又 1/3 個）
大蒜（去皮切末）…5g（1 瓣）
橄欖油…6g（1/2 大匙）
B ┌ 咖哩粉…1g（1/2 小匙）
　└ 低鈉鹽…3g
C ┌ 檸檬汁…15g（1 大匙）
　│ 蜂蜜…12g（1/2 大匙）
　└ 水煮章魚（切薄片）…80g

作法

1 將橄欖油與大蒜放入平底鍋爆香，再加入 A 拌炒。

2 A 炒熟後，再加入 B 迅速炒過，關火。最後拌入 C。

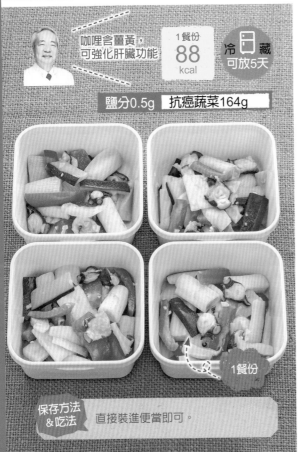

1餐份

保存方法
&吃法　直接裝進便當即可。

主菜 山藥大阪燒佐
山葵醬油

材料（4 餐份）

- 山藥（去皮磨成泥）…120g
- 山藥（去皮切丁）…20g
- 洋蔥…80g（2/5 顆）┐ 去皮切
- 紅蘿蔔…80g（8cm）┘ 5mm 小丁
- 芹菜（去莖切 5mm 小丁）…80g（4/5 根）
- A 青椒…80g（2 又 1/3 個）┐ 去籽切
- 黃椒…80g（1/2 個）┘ 5mm 小丁
- 全粒粉…80g
- 太白粉…20g
- 海苔絲…4g
- 蛋…50g（1 顆）
- 芝麻油…26g（2 大匙）
- 減鹽醬油…24g（1 小匙）
- 山葵醬…適量

作法

1 將 A 放入調理碗拌勻。

2 芝麻油倒入平底鍋加熱，將 1 分成 12 等分，塑成圓形，放入鍋中煎熟。

3 將適量的山葵醬加入減鹽醬油拌勻，淋在 2 上即可。

保存方法 & 吃法 分成 4 餐份冷凍保存。在冷凍狀態下裝進便當，自然退冰即可吃。

配菜 堅果拌地瓜

材料（4 餐份）

- 地瓜…400g ┐
- A 南瓜…80g ┘ 切成 1.5cm 塊狀
- 紅蘿蔔（去皮切成 1.5cm 塊狀）…60g（6cm）
- 大豆（水煮）…60g
- B 綜合堅果（無鹽）…40g
- 蜂蜜…36g（1 又 1/2 大匙）
- 黑糖…18g（2 大匙）

作法

1 將 A 放入滾水中煮熟。

2 將 1 與 B 放入調理碗拌勻。

保存方法 & 吃法 分成 4 餐份冷凍保存。在冷凍狀態下裝進便當，自然退冰即可吃。

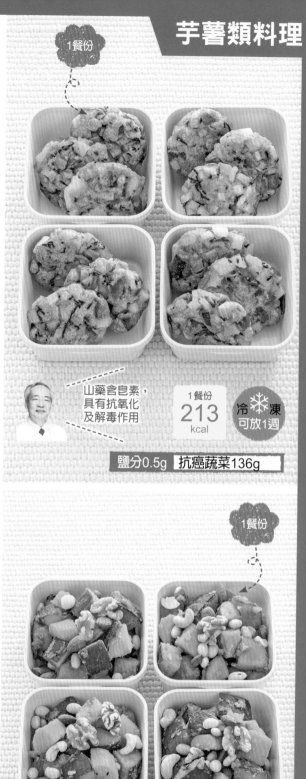

1餐份

山藥含皂素，具有抗氧化及解毒作用

1餐份 **213** kcal

冷凍 可放1週

鹽分0.5g 抗癌蔬菜136g

1餐份

堅果類富含 β-胡蘿蔔素、維他命E及B群，具有抗氧化作用

1餐份 **285** kcal

冷凍 可放1週

鹽分0.0g 抗癌蔬菜150g

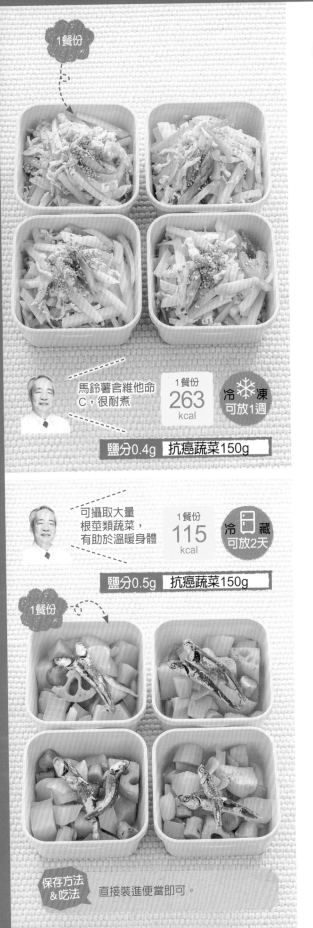

1餐份

馬鈴薯含維他命C，很耐煮

1餐份
263 kcal

冷凍
可放1週

鹽分0.4g 抗癌蔬菜150g

可攝取大量根莖類蔬菜，有助於溫暖身體

1餐份
115 kcal

冷藏
可放2天

鹽分0.5g 抗癌蔬菜150g

1餐份

配菜 **芝麻炒馬鈴薯**

材料（4 餐份）

A
├ 馬鈴薯…400g（4 顆）┐
│ 紅蘿蔔…100g（1/2 根）┘ → 去皮切絲
│ 竹筍（水煮）…40g ┐
│ 油豆腐皮…80g（4 片）┘ → 切絲
└ 蘆筍（斜切）…100g（5 根）
芝麻油…26g（2 大匙）
高湯…120cc
減鹽醬油…24g（4 小匙）
蜂蜜…28g（4 小匙）
白芝麻…10g

作法

1 芝麻油倒入平底鍋加熱，放入 A 拌炒。
2 將減鹽醬油與蜂蜜倒入高湯拌勻，再加入 1 中。炒至收乾水分，撒上白芝麻。

保存方法 & 吃法　分成 4 餐份冷凍保存。在冷凍狀態下裝進便當，自然退冰即可吃。

配菜 **辣味馬鈴薯燉菜**

材料（4 餐份）

A
├ 馬鈴薯…360g
│ 　（3 又 1/2 顆）
│ 洋蔥…120g（3/5 顆）┐
│ 白蘿蔔…40g（1.5cm）│ → 去皮切成
│ 蓮藕…40g 　　　　　│ 　一口大小
│ 紅蘿蔔…40g（4cm）┘
│ 牛蒡…40g
└ 小魚乾…15g
B
├ 酒…60g（4 大匙）
└ 減鹽醬油…24g（4 小匙）
七味唐辛子…適量

作法

1 將 A 放入鍋中，倒入剛好浸泡食材的水量，開火燉煮。
2 牛蒡變軟後加入 B，煮至收乾水分。
3 依個人喜好撒上七味唐辛子。

保存方法 & 吃法　直接裝進便當即可。

主菜 豌豆春捲

材料（4 餐份）

A
┌ 豌豆（水煮）…200g
│ 洋蔥…80g（2/5 顆） ┐→ 去皮粗略
│ 紅蘿蔔…80g（8cm） ┘   切碎
│ 長蔥…80g（4/5 根） ┐→ 粗略切碎
│ 舞菇…40g（2/5 包） ┘
│ 香菇（去除硬蒂，粗略切碎）
│   …40g（2 朵）
└ 大豆（水煮）…80g
春捲皮（全粒粉）…20 片
芝麻油…26g（2 大匙）

作法

1 將 A 放入調理碗拌勻，以春捲皮包起。
2 芝麻油倒入平底鍋加熱，轉小火，放入 1，
　煎至兩面呈金黃色。

保存方法 & 吃法　包好後，在生的狀態下冷凍保存。要吃前一晚放入冷藏室退冰，第二天煎熟即可。

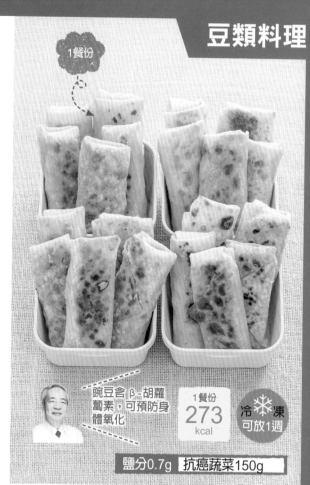

1餐份

豌豆含 β - 胡蘿蔔素，可預防身體氧化

1餐份 273 kcal

冷凍 可放1週

鹽分0.7g　抗癌蔬菜150g

配菜 黑醋豆沙拉

材料（4 餐份）

香菇（去除硬蒂，切成 4 等分）…80g（4 朵）
蘑菇（切成 4 等分）…80g（8 個）

A
┌ 綜合豆子…320g
│ 洋蔥（去皮切碎）…80g（2/5 顆）
│ 青紫蘇（切 1cm 小丁）…20g（20 片）
│ 大蒜（去皮切薄片）…20g（4 瓣）
│ 高湯…400cc（2 杯）
│ 黑醋…100cc（1/2 杯）
└ 蜂蜜…28g（4 小匙）

作法

1 香菇與蘑菇汆燙備用。
2 將 1 與 A 放入保存用容器拌勻，醃漬一晚
　即可。

保存方法 & 吃法　冷藏保存。瀝乾水分後裝進便當。

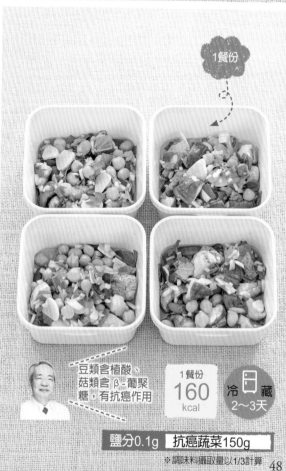

1餐份

豆類含植酸、菇類含 β - 葡聚糖，有抗癌作用

1餐份 160 kcal

冷藏 2～3天

鹽分0.1g　抗癌蔬菜150g

※ 調味料攝取量以1/3計算

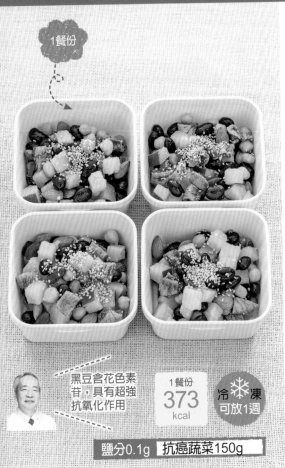

1餐份

黑豆含花色素
苷，具有超強
抗氧化作用

1餐份
373
kcal

冷凍
可放1週

鹽分0.1g｜抗癌蔬菜150g

配菜 涼拌黑豆

材料（4餐份）

A
- 黑豆（水煮）…300g
- 綜合豆子…100g
- 地瓜（切成1cm塊狀，汆燙備用）…200g
- 乾燥無花果（切成1cm塊狀）…60g
- 杏仁（無鹽）…30g
- 白芝麻…4g
- 蜂蜜…48g（2大匙）

作法

1 將A放入調理碗拌勻即可。

保存方法
&吃法　分成4餐份冷凍保存。在冷凍狀態下裝進
便當，自然退冰即可吃。

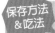

1餐份

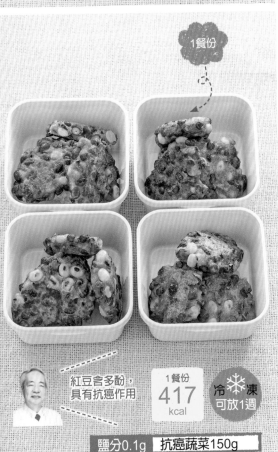

紅豆含多酚，
具有抗癌作用

1餐份
417
kcal

冷凍
可放1週

鹽分0.1g｜抗癌蔬菜150g

配菜 全粒粉紅豆餅

材料（4餐份）

A
- 水煮紅豆（無糖）…520g
- 西梅乾（乾燥）…100g → 切成5mm小丁
- 核桃…20g
- 大豆（水煮）…80g
- 天然羅漢果代糖（顆粒狀）…39g（3大匙）

B
- 全粒粉…100g
- 蛋…50g（1顆）
- 優格（無糖）…30g（2大匙）
- 水…100cc（1/2杯）

作法

1 將B放入調理碗拌勻，再加入A攪拌均勻。
2 將1放入平底鍋煎熟。

保存方法
&吃法　分成4餐份冷凍保存。在冷凍狀態下裝進
便當，自然退冰即可吃。

主菜 煮昆布

材料（4 餐份）

昆布（乾燥）…40g（泡水還原約 130g）

A
- 高麗菜（切絲）…80g（1 又 1/3 片）
- 紅蘿蔔…80g（8cm）┐
- 牛蒡…80g　　　　　┘→ 去皮切成 5mm 的長條狀
- 地瓜（切成 5mm 的長條狀）…80g
- 油豆腐皮（去油切成 5mm 寬條狀）…40g（2 片）
- 雞胸肉（切成一口大小）…200g
- 高湯…400cc
- 黑糖…27g（3 大匙）
- 減鹽醬油…9g（1/2 大匙）

作法

1 昆布泡水還原，切成容易食用的大小。
2 將昆布與 A 放入鍋中燉煮。
3 關火放涼，使其入味。

保存方法 & 吃法　分成 4 餐份冷藏保存。復熱後瀝乾水分，裝進便當。

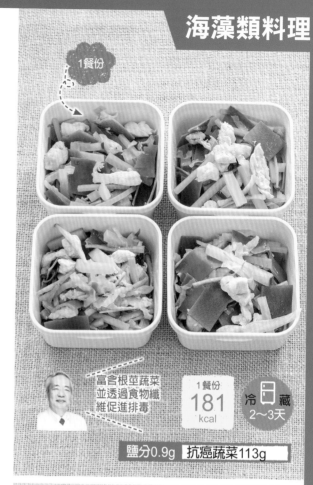

1餐份

富含根莖蔬菜並透過食物纖維促進排毒

1餐份
181 kcal

冷藏 2～3天

鹽分0.9g　抗癌蔬菜113g

配菜 黑醋炒水雲

材料（4 餐份）

A
- 枸杞（乾燥）…8g（40 顆）
- 山藥（去皮，切成 5mm 的長條狀）…160g
- 鴻喜菇（切除根部，對切）…120g（1 又 1/5 包）
- 香菇（去除硬蒂，直切 4 等分）…120g（6 朵）
- 長蔥（斜切）…80g（4/5 根）
- 薑（去皮切絲）…20g

芝麻油…16g（4 小匙）

B
- 生水雲（瀝乾水分）…320g
- 黑糖…60g
- 黑醋…120cc

作法

1 芝麻油放入平底鍋加熱，再放入 A，轉大火拌炒。
2 炒熟後加 B，炒至收乾水分。

保存方法 & 吃法　直接裝進便當。

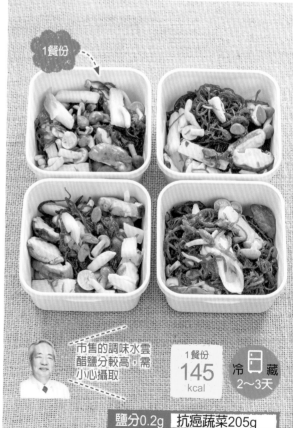

1餐份

市售的調味水雲醋鹽分較高，需小心攝取

1餐份
145 kcal

冷藏 2～3天

鹽分0.2g　抗癌蔬菜205g

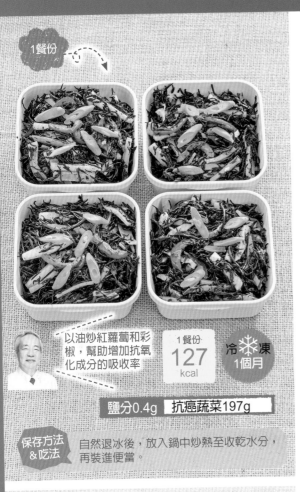

以油炒紅蘿蔔和彩椒，幫助增加抗氧化成分的吸收率

1餐份
127
kcal

❄ 冷凍 1個月

鹽分0.4g　抗癌蔬菜197g

保存方法 &吃法　自然退冰後，放入鍋中炒熱至收乾水分，再裝進便當。

 配菜 **炒煮羊栖菜**

材料（4 餐份）

紅蘿蔔…120g（3/5 根）
蓮藕…120g　　　　　　⎫→ 去皮切細絲
乾燥羊栖菜（泡水還原，瀝乾水分）
　…70g（還原約 320g）
A 芹菜（去莖切細絲）…120g（1 又 1/5 根）
紅椒（去籽切細絲）…80g（1/2 顆）
薑（去皮切絲）…12g
油豆腐皮（去油切細絲）…20g（1 片）
四季豆（斜切）…15g
芝麻油…16g（4 小匙）
B 高湯…200cc（1 杯）
黑糖…20g

作法
1 芝麻油倒入平底鍋加熱，放入 A 拌炒。
2 食材拌炒均勻後放入 B，煮沸後轉小火，燉煮至收乾水分。

這道菜不加熱，可充分攝取蔬菜及蘋果的酵素

1餐份
139
kcal

🧊 冷藏 3～4天

鹽分0.5g　抗癌蔬菜155g

1餐份

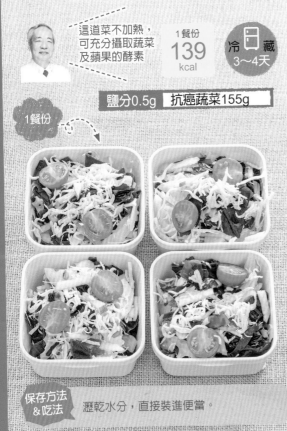

保存方法 &吃法　瀝乾水分，直接裝進便當。

 配菜 **海帶芽沙拉**

材料（4 餐份）

乾燥海帶芽（泡水還原，瀝乾水分）
　…20g（還原約 200g）
高麗菜（切絲）…180g（3 片）
A 蓮藕（去皮切薄片，汆燙備用）…120g
蘋果（去芯切細絲）…120g（1/2 顆）
芹菜（去莖切斜薄片）…80g（4/5 根）
小番茄（去蒂對切）…40g（4 顆）
魩仔魚…20g
橄欖油…8g（2 小匙）
B 檸檬汁…45cc（約 1 顆份）
醋…75cc（與檸檬汁加總為 120cc）
黑糖…60g

作法
1 橄欖油倒入平底鍋加熱，再放入魩仔魚炒至酥脆。
2 將 B 放入耐熱容器，放入微波爐，選擇 600W 加熱 1 分鐘左右，融化黑糖。
3 將 1 與 A 放入 2 中拌勻。

主菜 香菇丸子

材料（4 餐份）

```
┌ 乾香菇（泡水還原）…40g
│    （還原後約 160g）
│ 洋蔥（去皮）…80g（2/5 顆）
│ 紅蘿蔔（去皮）…60g（6cm）
A│ 芹菜（去筋）…60g（2/5 根）
│ 青椒（去籽）…40g（1 又 1/3 顆）
│ 板豆腐（瀝乾水分）…100g
│ 蛋…100g（2 顆）　雞胸絞肉…80g
└ 低鈉鹽…1g　太白粉…9g（1 大匙）
芝麻油…適量
```
→ 切碎

作法

1 將 A 放入調理碗，充分拌勻。
2 將芝麻油倒入較深的平底鍋，加熱至 170℃，以湯匙舀起 1，放入鍋中，炸 4 分鐘。

※由於餡料很軟，中途翻面時請務必小心。

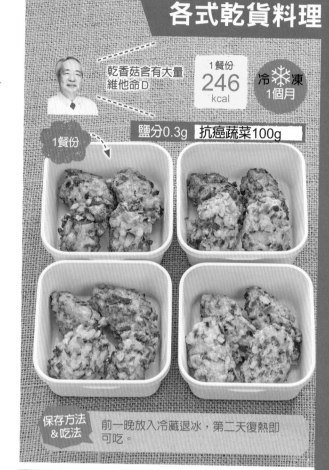

乾香菇含有大量維他命 D

1 餐份 246 kcal

冷凍 1 個月

鹽分 0.3g　抗癌蔬菜 100g

1 餐份

保存方法 & 吃法　前一晚放入冷藏退冰，第二天復熱即可吃。

主菜 馬鈴薯燉肉佐炸高野豆腐

材料（4 餐份）

高野豆腐（泡水還原，瀝乾水分）
　…50g（還原後約 320g）
太白粉及芝麻油…各適量

```
┌ 馬鈴薯…200g（2 顆）
│ 洋蔥…200g（1 顆）
A│ 紅蘿蔔…120g（3/5 根）
├ 南瓜（切成一口大小）…120g
│ 鴻喜菇（切除根部後剝開）…80g（4/5 包）
└ 高湯…100cc（1/2 杯）
B┌ 黑糖…60g　減鹽醬油…12g（2 小匙）
荷蘭豆（去絲，汆燙備用）…16g（8 條）
```
→ 去皮切成一口大小

作法

1 平底鍋倒入 1cm 高的芝麻油，開火熱油，切成一口大小的高野豆腐撒上太白粉，放入鍋中炸至金黃色，備用。
2 將 A 放入鍋中，倒入淹過食材的水量，開火加熱。
3 煮沸後加入 1，燉煮至蔬菜熟透。再放入 B，煮 5 分鐘後關火，放入荷蘭豆。

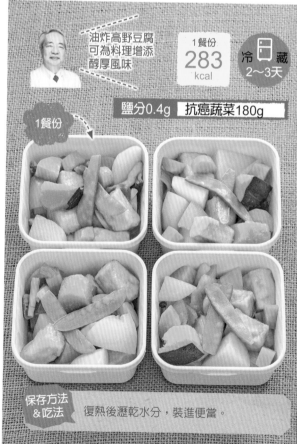

油炸高野豆腐可為料理增添醇厚風味

1 餐份 283 kcal

冷藏 2～3 天

鹽分 0.4g　抗癌蔬菜 180g

1 餐份

保存方法 & 吃法　復熱後瀝乾水分，裝進便當。

黑木耳富含
β-葡聚糖,
能抗氧化

1餐份
101
kcal

冷藏
3～4天

鹽分0.5g ┃ 抗癌蔬菜240g

1餐份

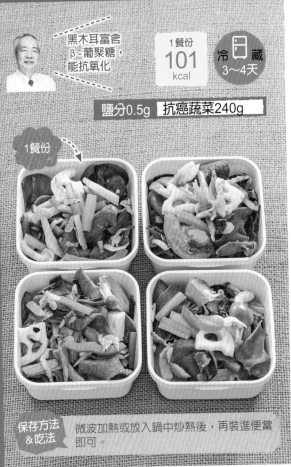

保存方法
&吃法　微波加熱或放入鍋中炒熱後,再裝進便當
即可。

中華風炒黑木耳

材料（4餐份）

┌ 乾燥黑木耳（泡水還原後切成一口大小）
│　…45g（還原後約320g）
│ 鴻喜菇（切除根部後剝開）
│　…120g（1又1/5包）
A 紅椒（去籽,切成5mm薄片）
│　…80g（1/2個）
│ 蓮藕（去皮,切成5mm薄片,
└　再切成4等分）…80g

┌ 番茄（去蒂,切成8等分圓弧片）
│　…200g（1又1/3顆）
B 小松菜（切成3cm長段）…160g
└ 櫻花蝦（乾燥）…12g

芝麻油…16g（4小匙）　中華高湯粉…3g

作法

1 芝麻油倒入平底鍋加熱,放入A,開大火
拌炒。食材炒勻後再加入B。

2 所有食材炒熟後,加入中華高湯粉炒勻。

昆布與薑的風味
令人食指大動

1餐份
156
kcal

冷藏
3～4天

鹽分0.4g ┃ 抗癌蔬菜155g

1餐份

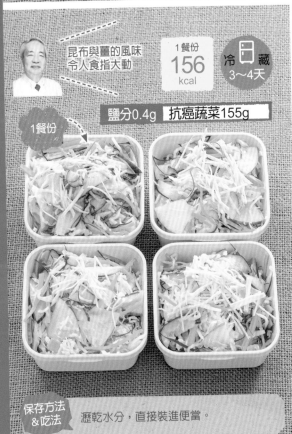

保存方法
&吃法　瀝乾水分,直接裝進便當。

乾拌蘿蔔絲乾

材料（4餐份）

蘿蔔絲乾（泡水還原,瀝乾水分）
　…80g（還原後約320g）

┌ 高麗菜（切絲）…180（3片）
│ 小黃瓜（切薄片）…120g（1又1/5根）
│ 蘋果（去芯,切薄片）…120g（1/2顆）
A 紅蘿蔔…60g（6cm）┐
│ 薑…20g　　　　　　├→去皮切絲
│ 昆布絲（乾燥）…12g（還原後約40g）┘
└

醋…120cc
黑糖…60g

作法

1 蘿蔔絲乾切成容易入口的長度。

2 將醋和黑糖放入耐熱容器,微波加熱,讓
黑糖充分融化。

3 將蘿蔔絲乾與A放入2中拌勻。

從大豆製品類中攝取蛋白質

 主菜 **豆渣蔬菜可樂餅**

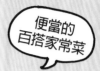
便當的
百搭家常菜

豆渣搭配大量抗癌蔬菜，是最棒的便當菜！

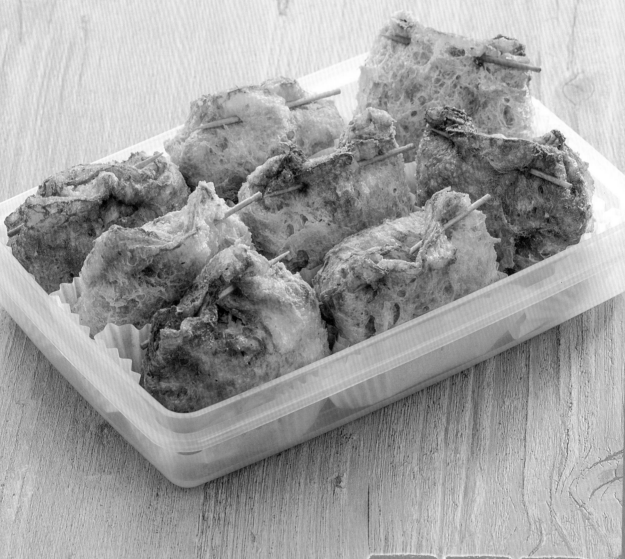

保存方法
&吃法
油炸後冷凍。
放入冷藏室自然退冰後，復熱即可吃。

冷凍
可放10天

1餐熱量
328
kcal

1餐鹽分
0.5g

1餐的
抗癌蔬菜
103g

材料（4 餐份）

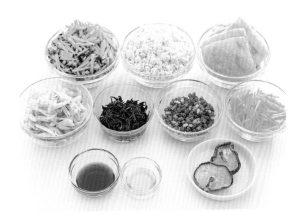

乾香菇…7g（還原後約 30g）

A ┌ 乾燥羊栖菜（泡水還原，瀝乾水分）
  │   …3g（還原後約 20g）
  │ 牛蒡（去皮削絲）…80g
  │ 紅蘿蔔（去皮切絲，約 6cm 長）…60g
  │ 南瓜（切絲）…200g
  │ 減鹽醬油…27g（1 又 1/2 大匙）
  └ 蜂蜜…7g（1 小匙）

B ┌ 豆渣…150g
  └ 萬能蔥（切蔥花）…20g

四角豆包…80g（4 片）
油炸油…適量

作法

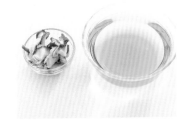

乾香菇泡在大量的水裡還
原，切成絲（泡香菇的水
過濾備用）。

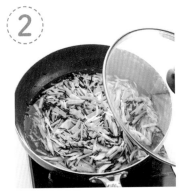

將 1、泡香菇的水（400cc）
與 A 放入鍋中，蓋上鍋蓋
燉煮 3 分鐘。

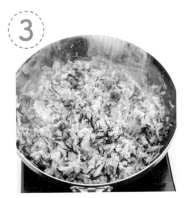

將 B 加入 2 中，讓豆渣吸
收水分。

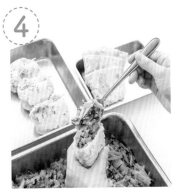

豆包切成兩半，撐開口袋
翻面，塞入 3，以牙籤固定。

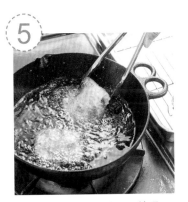

將油加熱至 180℃，放入 4
炸至表面金黃即可。

能吃到大量蔬菜

各式豆渣可樂餅

主菜 青椒富含抗氧化的維他命 A、C
辣味可樂餅

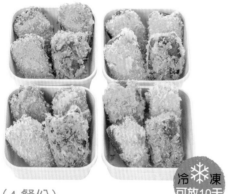

冷凍可放10天

材料（4 餐份）

```
  ┌ 洋蔥（去皮切末）…100g（1/2 顆）
A │ 芹菜（去節切末）…20g（1/5 根）
  └ 金針菇（切除根部後切末）…30g（1/3 包）
  ┌ 番茄罐頭（無鹽、無農藥）…150g
  │ 豆渣…150g
B │ 低鈉鹽…3g
  └ 辣椒粉…4g（2 小匙）
橄欖油…8g（2 小匙）
大蒜（去皮切碎）…5g（1 瓣）
青椒（對切去籽）…240g（8 個）
低筋麵粉、蛋、麵包粉、油炸油…各適量
```

作法

1 橄欖油倒入鍋中，放入大蒜爆香，加入 A 拌炒。
2 蔬菜炒軟後加入 B，開中火煮 3 分鐘。
3 將放涼的 2 塞入青椒中，依序沾裹低筋麵粉、蛋液與麵包粉。
4 將 3 放入加熱至 180℃的油中，炸至表面金黃。

253kcal／鹽分0.5g　抗癌蔬菜136g

保存方法&吃法　油炸後冷凍保存。放入冷藏待自然退冰後，復熱即可吃。

主菜 完整攝取蔬菜的營養
高麗菜可樂餅

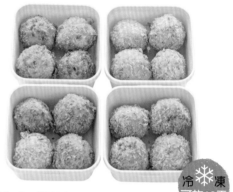

冷凍可放10天

材料（4 餐份）

```
  豆渣…150g
  ┌ 高麗菜（粗略切碎）…140g（2 又 1/3 片）
  │ 洋蔥（去皮切碎）…100g（1/2 顆）
  │ 鴻喜菇（切除根部後切碎）…50g（1/2 包）
  │ 生鮮荷蘭芹（切碎）…5g
A │ 山藥…100g      ┐
  │ 紅蘿蔔…5g（1 片）├→去皮磨成泥
  │ 蠔油…32g（2 大匙）┘
  └ 低鈉鹽…1g
低筋麵粉、蛋、麵包粉、油炸油…各適量
```

作法

1 將豆渣、A 放入調理碗拌勻。
2 將 1 分成 16 等分後塑形，依序沾裹低筋麵粉、蛋液與麵包粉。
3 將 2 放入加熱至 170℃的油中，炸至金黃色即可。

244kcal／鹽分0.8g　抗癌蔬菜100g

保存方法&吃法　油炸後冷凍保存。放入冷藏待自然退冰後，復熱即可吃。

56

主菜

馬鈴薯含維他命 C，加熱也不流失！

口感綿密的
毛豆可樂餅

主菜

青江菜及長蔥能提升抗癌作用！

青江菜
中式可樂餅

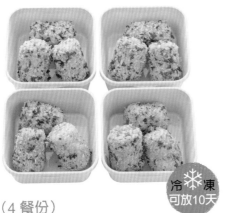

冷凍
可放10天

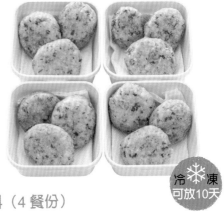

冷凍
可放10天

材料（4 餐份）

A ┌ 馬鈴薯…150g
　　（1 又 1/2 顆）
　日本小芋頭…100g　→ 蒸熟剝皮後
　　（1 又 2/5 顆）　　搗成泥
　豆渣…150g
　酪梨…100g
　水煮毛豆（只用豆子）…100g
　└ 低鈉鹽…3g
荷蘭芹（生鮮）…10g
麵包粉…適量
低筋麵粉…適量
蛋…適量
油炸油…適量

作法

1 將 A 放入調理碗拌勻。
2 荷蘭芹切碎，與麵包粉拌勻。
3 將 1 分成 12 等分後塑形，依序沾裹低筋
　麵粉、蛋液與 2。
4 將 3 放入加熱至 180℃的油中，炸至金
　黃色。

342kcal / 鹽分0.4g　抗癌蔬菜115g

材料（4 餐份）

A ┌ 青江菜…160g
　長蔥…200g（2 根）　→ 切碎
　乾燥黑木耳（泡水還原後切碎）
　└ …4g（還原後約 30g）
芝麻油…4g（1 小匙）
大蒜…5g（1 瓣）
薑…5g　　　　→ 去皮切碎
雞胸絞肉…40g
B ┌ 低鈉鹽…3g
　水…300cc
　└ 豆渣…200g
全粒粉…適量
油炸油…適量

作法

1 芝麻油倒入平底鍋中，放入大蒜、薑，
　炒出香氣。
2 放入雞胸絞肉，炒至顏色變白，再加入
　A 拌炒。
3 待 2 炒熟後，加入 B 拌炒。
4 將 3 分成 12 等分後塑形，沾裹全粒粉。
5 將 4 放入加熱至 170℃的油中，炸至金
　黃色。

243kcal / 鹽分0.4g　抗癌蔬菜100g

保存方法
&吃法　油炸後冷凍保存。
　　　放入冷藏待自然退冰後，復熱即可吃。

保存方法
&吃法　油炸後冷凍保存。
　　　放入冷藏待自然退冰後，復熱即可吃。

主菜 油豆腐皮鑲芋薯

材料（4 餐份）

四角豆包（對切）…80g（4 片）
豌豆（水煮）…40g
日本小芋頭…60g（1 顆）⎫
馬鈴薯…100g（1 顆）⎭ → 去皮切成一口大小

A ⎡ 大豆（水煮）…100g
　⎜ 香菇（去除硬蒂，粗略切碎）…40g（2 朵）
　⎜ 杏鮑菇…25g（1/2 根）
　⎜ 長蔥…20g（1/5 根）⎫
　⎜ 薑（去皮）…20g　　　⎬ → 粗略切碎
　⎣ 青海苔粉…2g　　　　 ⎭

作法

1 油豆腐皮淋熱水去油。
2 芋頭和馬鈴薯汆燙備用。
3 將 2、A 及豌豆放入調理碗搗碎拌勻，再塞入 1 中。
4 平底鍋熱鍋後，放入 3 煎熟。

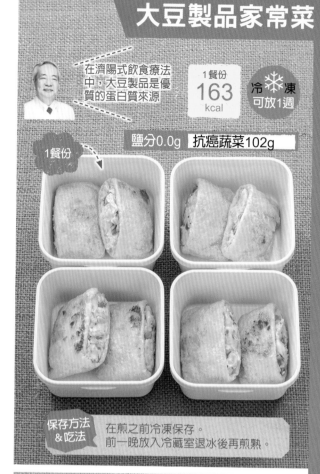

在濟陽式飲食療法中，大豆製品是優質的蛋白質來源

1 餐份 **163** kcal

冷凍 可放1週

1餐份

鹽分0.0g　抗癌蔬菜102g

保存方法&吃法　在煎之前冷凍保存。前一晚放入冷藏室退冰後再煎熟。

主菜 中式炒油豆腐與花枝

材料（4 餐份）

A ⎡ 花枝（切成一口大小）…120g
　⎜ 芝麻油…16g（4 小匙）
　⎣ 大蒜（去皮切末）…20g（4 瓣）

B ⎡ 油豆腐（切成一口大小）…400g
　⎜ 香菇（去除硬蒂，切薄片）…80g（4 朵）
　⎜ 金針菇（切除根部，對切）…100g（1 包）
　⎜ 韭菜（切成 3cm 長段）…80g（4/5 把）
　⎜ 長蔥（斜切）…40g（2/5 根）
　⎣ 芹菜（去節斜切）…80g（4/5 根）

蠔油…12g（2 小匙）
高湯…30cc

作法

1 將 A 放入平底鍋中，炒熟花枝。
2 將 B 加入 1 中，拌勻蠔油與高湯，再放入鍋中炒勻。

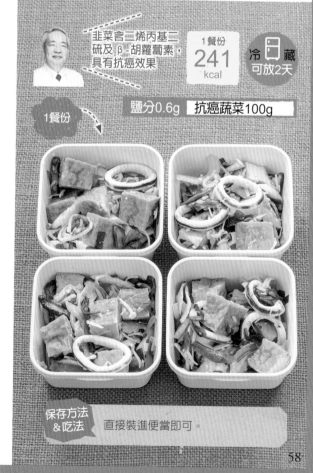

韭菜含三烯丙基二硫及 β-胡蘿蔔素，具有抗癌效果

1 餐份 **241** kcal

冷藏 可放2天

1餐份

鹽分0.6g　抗癌蔬菜100g

保存方法&吃法　直接裝進便當即可。

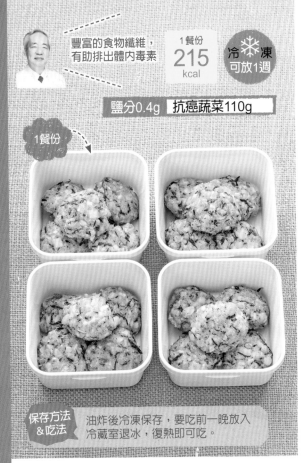

豐富的食物纖維，有助排出體內毒素

1餐份 **215** kcal

冷凍可放1週

鹽分0.4g ｜ 抗癌蔬菜110g

1餐份

保存方法&吃法 油炸後冷凍保存，要吃前一晚放入冷藏室退冰，復熱即可吃。

主菜 # 炸豆腐塊

材料（4餐份）

絹豆腐…100g（1/3塊）
豆渣…65g
乾燥羊栖菜（泡水還原，瀝乾水分）…7g（還原後約55g）
大豆（水煮）…145g
A 洋蔥…80g（2/5顆）
　 蓮藕…80g
　 紅蘿蔔…80g（8cm）　→ 去皮粗略切碎
竹筍（水煮）…40g
蘘荷…10g（1個）　→ 粗略切碎
糯米粉…40g
減鹽味噌…24g（4小匙）
油炸油…適量

作法

1 將A放入調理碗拌勻。
2 以湯匙舀1，塑成一口大小的形狀，放入180℃的油鍋中油炸。

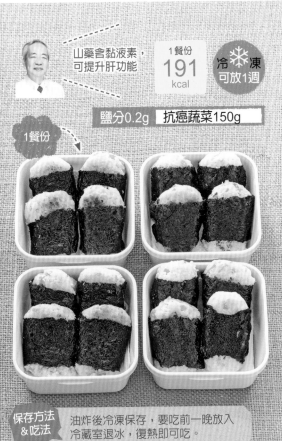

山藥含黏液素，可提升肝功能

1餐份 **191** kcal

冷凍可放1週

鹽分0.2g ｜ 抗癌蔬菜150g

1餐份

保存方法&吃法 油炸後冷凍保存，要吃前一晚放入冷藏室退冰，復熱即可吃。

配菜 # 豆渣磯邊燒

材料（4餐份）

豆渣…260g
山藥（去皮磨成泥）…180g
紅蘿蔔…140g（2/3根）
A 蓮藕…140g　→ 去皮切碎
洋蔥…140g（1/4顆）
櫻花蝦（乾燥）…12g
太白粉…18g（2大匙）
烤海苔片（切成16片）…6g（2片）
芝麻油…16g（4小匙）

作法

1 將A放入調理碗拌勻。
2 將1分成16等分後塑形，以烤海苔片包起來。
3 芝麻油倒入平底鍋加熱，放入2煎熟。

善用蔬菜，為肉及海鮮增量

 主菜 **雞肉漢堡排佐番茄醬汁**

 便當的
百搭家常菜

漢堡排是可拌入各種蔬菜的萬用常備菜

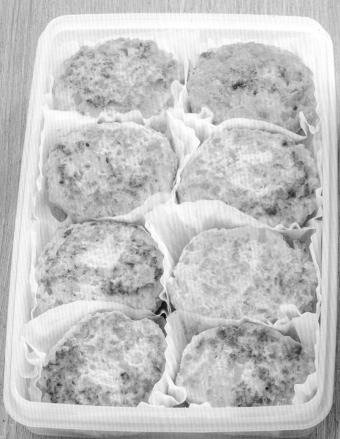

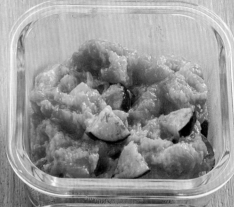

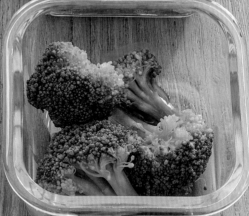

保存方法
&吃法　在冷凍狀態下裝進便當，自然退冰即可吃。

冷凍 ❄
可放1週

1餐熱量	1餐鹽分	1餐的抗癌蔬菜
204 kcal	**0.5**g	**116**g

材料（4 餐份）

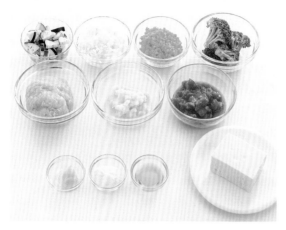

雞胸絞肉…240g　板豆腐…160g
青花菜（分小朵）…60g
日本麵包米粉…9g（1 大匙）
A 「洋蔥…80g（2/5 顆）
　　紅蘿蔔…60g（6cm）」→ 去皮切碎

〈番茄醬汁〉
茄子（直切成 1/6，再切成 3mm 厚度）
　…40g（1/2 根）
B 「蓮藕…100g
　　大蒜…5g（1 瓣）」→ 去皮磨成泥
番茄罐頭（無鹽、無農藥）…120g
橄欖油…12g（3 小匙）
低鈉鹽…2g　胡椒…少許

作法

1

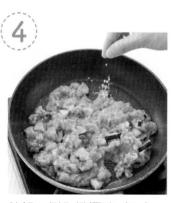

以廚房紙巾包覆板豆腐，放入耐熱容器中，再放入微波爐，選擇 500W 加熱 1 分 30 秒。加熱後用手按壓，吸乾水分。

2

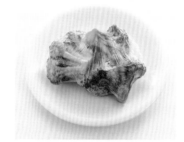

將 A 及青花菜放入微波爐，選擇 500W 加熱 1 分鐘。

3

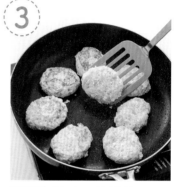

將雞胸絞肉、放涼的 1、A 與麵包米粉放入調理碗拌勻，塑成 8 個漢堡排。橄欖油（6g）倒入平底鍋中加熱，煎熟漢堡排。

4

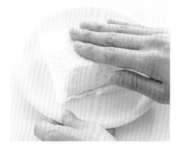

熱鍋，倒入橄欖油（6g），放入茄子拌炒，倒入番茄罐頭稍微攪拌。加入 B，炒出蓮藕的黏性，撒上低鈉鹽與胡椒調味。

5

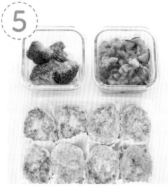

將 2、3、4 分開裝入保存容器內。

6

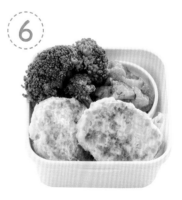

照片為 1 餐份。將 4 的醬汁淋在漢堡排上，再放上 2 的青花菜。

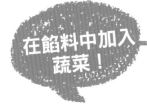
在餡料中加入蔬菜！

雞肉&蔬食漢堡排

主菜

使用具有超強清血效果的荏胡麻

馬鈴薯雞肉小圓餅

主菜

黃綠色蔬菜富含胡蘿蔔素，可強化抗氧化力

鱈魚蔬菜漢堡排佐蜂蜜檸檬醬油

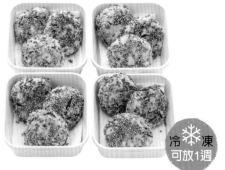

冷凍
可放1週

材料（4 餐份

馬鈴薯…160g（2 小顆）　荏胡麻…60g

雞胸絞肉…240g
長蔥…40g（2/5 根）
香菇（去除硬蒂）…40g（2 朵）　→ 切碎
紅蘿蔔…40g（4cm）
A 水煮毛豆（只用豆子）…80g
羊栖菜（生鮮）…40g
減鹽醬油…16g（2 又 2/3 小匙）
酒…30g（2 大匙）
太白粉…9g（1 大匙）

作法

1 馬鈴薯帶皮洗淨，放入耐熱容器後，微波加熱至變軟為止（約 3 ～ 4 分鐘）。去皮，搗成泥。

2 將 A 加入 1 拌勻，塑成容易入口的圓餅狀。

3 荏胡麻放入平底鍋稍微炒過，撒在 2 上，再用平底鍋煎熟即可。

265kcal／鹽分0.4g　抗癌蔬菜100g

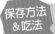
保存方法
&吃法
在冷凍狀態下裝進便當，自然退冰即可吃。
（荏胡麻可用白芝麻或黑芝麻替代）

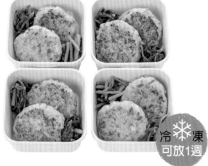

冷凍
可放1週

材料（4 餐份）

洋蔥（去皮切碎）…160g（4/5 顆）
紅椒…40g（1/4 個）
A 黃椒…40g（1/4 個）　→ 切碎
蘑菇…40g（4 個）
鱈魚漿…320g　　　　蛋…50g（1 顆）
B 麵包粉…12g（3 大匙）白酒…15g（1 大匙）
牛奶…30g（2 大匙）　太白粉…18g（2 大匙）
蜂蜜…28g（4 小匙）
C 檸檬汁…15g（1 大匙）
減鹽醬油…18g（1 大匙）
橄欖油…13g（1 大匙）
菠菜（汆燙後切成 3cm 長段）…120g

作法

1 平底鍋熱鍋後倒入橄欖油，放入 A 拌炒，放涼。

2 將 1 與 B 放入調理碗，塑成 8 個圓餅狀。

3 平底鍋熱鍋後，放入 2，煎熟取出。

4 將 C 倒入 3 的平底鍋煮沸，再放入菠菜拌勻，使其入味。

210kcal／鹽分0.6g　抗癌蔬菜100g

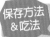
保存方法
&吃法
在冷凍狀態下裝進便當，待自然退冰後即可吃。

料多味美的湯便當

246kcal／鹽分0.6g　抗癌蔬菜196g

材料（1 餐份）

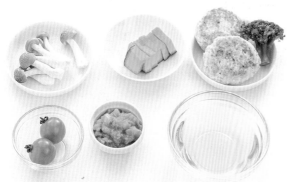

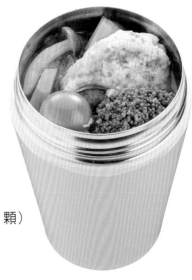

「雞肉漢堡排佐番茄醬汁」（作法見 P.61）…1 餐份
南瓜（切成 5mm 厚）…30g　小番茄（去除蒂頭）…20g（2 顆）
鴻喜菇（切除根部後剝開）…20g（1/5 包）
高湯（作法見 P.78）…100cc

作法

①

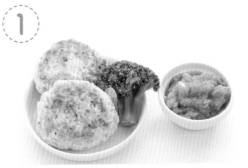

「雞肉漢堡排佐番茄醬汁」退冰復熱。

②

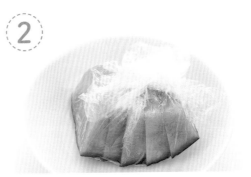

將南瓜放入微波爐，選擇 500W 加熱
30 ～ 40 秒左右，加熱至變軟。

③

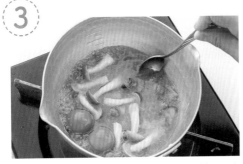

鍋中放入 1 的番茄醬汁、小番茄、鴻
喜菇與高湯加熱。

④

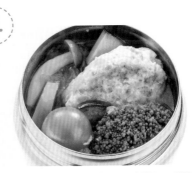

將 1 與 2 放入保溫罐，再倒入 3 即可。

主菜 番茄煮雞肉

材料（4 餐份）

雞胸肉（斜切成 2cm 厚片）…280g
白酒…15g（1 大匙）　麵粉…適量
橄欖油…13g（1 大匙）
大蒜（去皮切薄片）…5g（1 瓣）

A
「洋蔥（去皮，切成 1cm 塊狀）…80g（2/5 顆）
　蘑菇（切成 3mm 薄片）…60g（6 顆）
└紅椒（去籽，切成 5mm 小丁）…50g（1/3 顆）

B
「番茄罐頭（無鹽、無農藥）…200g
└大豆（水煮）…60g　黑豆（水煮）…60g

C
「低鈉鹽…2g　　起司粉…8g（4 小匙）
　胡椒…適量　　豌豆（水煮）…40g
└番茄醬…12g（2 小匙）

作法

1 雞胸肉淋上白酒，均勻撒上麵粉。
2 橄欖油倒入鍋中加熱，放入大蒜爆香，加入 1 拌炒。
3 將 A 加入 2 中炒熟，再加入 B 煮 2 ～ 3 分鐘。
4 將 C 加入 3 中，煮沸即可起鍋。

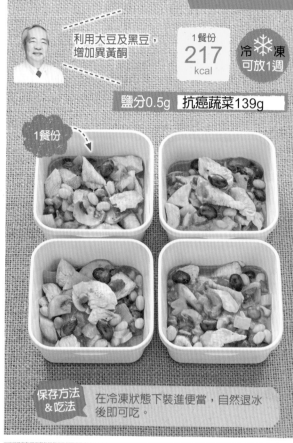

利用大豆及黑豆，增加異黃酮

1餐份
217 kcal

冷凍可放1週

鹽分0.5g　抗癌蔬菜139g

1餐份

保存方法&吃法　在冷凍狀態下裝進便當，自然退冰後即可吃。

主菜 蔥拌雞胗

材料（4 餐份）

A
「雞胗（對切）…240g
　酒…30g（2 大匙）
　減鹽醬油…12g（2 小匙）
└大蒜（去皮磨成泥）…10g（2 瓣）

B
「長蔥（粗略切碎）…160g（1 又 1/2 根）
└萬能蔥（切蔥花）…40g

C
「紅椒、黃椒（去籽，切 5mm 小丁）
　…各 40g（1/4 顆）
└舞菇（剝開）…40g（2/5 包）
四季豆（水煮，切成 3cm 長段）…80g
芝麻油…26g（2 大匙）

作法

1 將 A 放入調理碗，醃漬 15 分鐘以上。
2 芝麻油倒入平底鍋，放入 1 拌炒，雞胗炒熟後，倒入 B 與醃漬雞胗的醬汁，繼續拌炒。
3 將 C 倒入 2 拌炒，舞菇炒熟後加入四季豆即可。

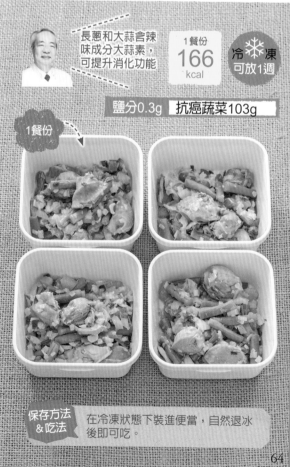

長蔥和大蒜含辣味成分大蒜素，可提升消化功能

1餐份
166 kcal

冷凍可放1週

鹽分0.3g　抗癌蔬菜103g

1餐份

保存方法&吃法　在冷凍狀態下裝進便當，自然退冰後即可吃。

高麗菜及青花菜屬十字花科，具有解毒作用

1餐份 290 kcal

冷藏 可放3天

鹽分0.5g ｜ 抗癌蔬菜120g

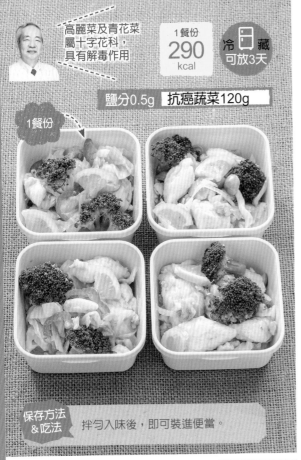

1餐份

保存方法&吃法 拌勻入味後，即可裝進便當。

主菜 醃漬嫩雞肉

材料（4餐份）

雞柳（斜切）…240g　酒…15g（1大匙）
太白粉…適量

A
- 高麗菜（切成長條）…240g（4片）
- 洋蔥（去皮切絲）…80g（4/5顆）
- 紅椒（去籽切絲）…40g（1/4個）
- 鴻喜菇（切除根部後剝開）…40g（2/5包）

B
- 檸檬（切成1/4圓薄片）…20g（1/5顆）
- 青花菜（分小朵，汆燙備用）…80g
- 核桃（切碎）…60g
- 減鹽醬油…24g（4小匙）
- 蜂蜜…48g（2大匙）
- 橄欖油…13g（1大匙）　醋…30g（2大匙）

作法

1 雞柳撒上酒與太白粉，放入滾水中汆燙，再泡冷水冰鎮。
2 將A裝進耐熱容器，放入微波爐加熱3分鐘後放涼。
3 瀝乾2的水分，再加入1及B拌勻。

主菜 鹽炒雞肉

將發酵食品鹽麴，當成調味料使用

1餐份 184 kcal

冷凍 可放1週

鹽分0.4g ｜ 抗癌蔬菜100g

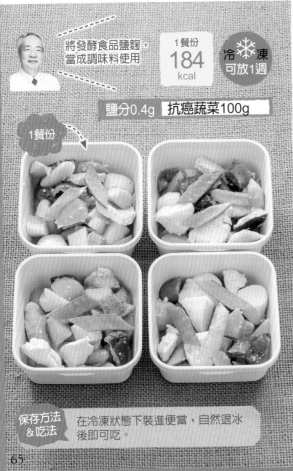

1餐份

保存方法&吃法 在冷凍狀態下裝進便當，自然退冰後即可吃。

材料（4餐份）

雞胸肉（切成一口大小）…240g
酒…30g（2大匙）
鹽麴（事先調味用）…5g（1小匙）
乾香菇…12g（還原後約50g）

A
- 紅蘿蔔…60g（6cm） 去皮切成滾刀塊
- 牛蒡…90g
- 水煮竹筍（切成滾刀塊）…60g
- 蒟蒻（用手撕開，汆燙備用）…60g
- 日本小芋頭（去皮，切成1/4塊）…120g（2顆）
- 荷蘭豆（去梗，汆燙備用）…20g（10片）
- 芝麻油…26g（2大匙）
- 鹽麴（起鍋調味用）…10g（2小匙）

作法

1 以酒和鹽麴（5g）醃漬雞胸肉。
2 以水（150cc）泡乾香菇還原，再切成1/4塊。
3 熱鍋後倒入芝麻油，放入1拌炒，再放入A與2拌炒。
4 將香菇的水倒入3中，蓋上鍋蓋，將蔬菜煮軟。
5 加入鹽麴拌勻，放上荷蘭豆添色。

主菜 彩椒馬鈴薯煎鮭魚

材料（4 餐份）

生鮭魚（切成 4 等分）…280g（2 片）
白酒…15g（1 大匙）　麵粉…適量
馬鈴薯…240g（2 又 1/2 顆）

A
｢洋蔥（去皮切碎）…40g（1/5 顆）
　紅椒…40g（1/4 個）
　黃椒…40g（1/4 個）｣→ 去籽切碎

B
｢豌豆（水煮）…40g　低鈉鹽…2g
　迷迭香…2 小匙　美乃滋…28g（2 大匙）
橄欖油…13g（1 大匙）

作法

1 生鮭魚淋上白酒，均勻撒上麵粉。
2 馬鈴薯帶皮洗淨，放入耐熱容器後，微波加熱至變軟為止（約 3～4 分鐘）。去皮再搗成泥。
3 將 A 微波加熱 1 分鐘。
4 將 3 及 B 放入 2 中，攪拌均勻。
5 橄欖油倒入平底鍋，放入 1，先煎一面。
6 鮭魚翻面煎，再放上 4。蓋上鍋蓋，煎熟即可。

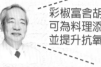

彩椒富含胡蘿蔔素，可為料理添色，並提升抗氧化作用

1 餐份
244 kcal

冷凍 可放1週

鹽分0.5g　抗癌蔬菜100g

1餐份

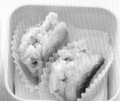
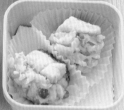

保存方法 &吃法　在冷凍狀態下裝進便當，自然退冰即可吃。※ 剩下的馬鈴薯泥可當配菜吃。

主菜 檸檬羅勒風味煎鮭魚

材料（4 餐份）

生鮭魚（切成 4 等分）…280g（2 片）
麵粉…適量

〈醃漬材料〉

｢鹽麴…5g（1 小匙）　橄欖油…13g（1 大匙）
　羅勒葉（用手撕碎）…4g（4 片）

A
｢高麗菜（切絲）…200g（3 又 1/3 片）
　洋蔥…60g（3/10 顆）
　紅蘿蔔…40g（4cm）｣→ 去皮切絲
　鴻喜菇（切除根部後剝開）…40g（2/5 包）
　菠菜（切成 3cm 長段）…60g
　檸檬（切成 1/4 圓薄片）…20g（1/5 顆）

橄欖油…13g（1 大匙）　鹽麴…15g（1 大匙）
白酒…30（2 大匙）　荷蘭芹（生鮮）…5g

作法

1 將〈醃漬材料〉放入調理碗，醃漬生鮭魚片。
2 平底鍋熱鍋，倒入橄欖油，放入均勻撒上麵粉的 1，煎熟後取出。
3 將 A、白酒及鹽麴放入 2 的平底鍋拌炒。
4 將 2、3 裝進便當，放上荷蘭芹裝飾。

羅勒及檸檬的風味，可為清淡料理增添美味

1 餐份
204 kcal

冷凍 可放1週

鹽分0.6g　抗癌蔬菜101g

1餐份

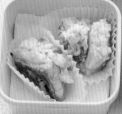
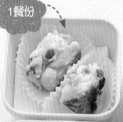
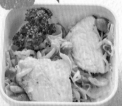
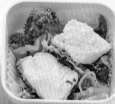
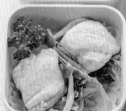
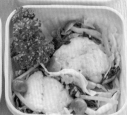

保存方法 &吃法　拿掉裝飾用的荷蘭芹再冷凍。在冷凍狀態下裝進便當，放上荷蘭芹裝飾。

主菜 黑醋炒鮭魚

材料（4 餐份）

生鮭魚…240g　酒…15g（1 大匙）　麵粉…適量

A
┌ 洋蔥（去皮切成月牙片）…120g（3/5 顆）
│ 紅蘿蔔（去皮切成滾刀塊）…60g（6cm）
└ 地瓜（切成滾刀塊）…120g

B
┌ 香菇（去除硬蒂，切成不規則形狀）…60g（3 朵）
│ 青椒（去籽，切成不規則形狀）…40g（1 又 1/3 個）
└ 水煮竹筍（切成滾刀塊）…80g

乾燥西梅乾（粗略切碎）…100g
黑醋…50cc　減鹽醬油…24g（4 小匙）
酒…15g（1 大匙）　芝麻油…36g（2 大匙）

作法

1 生鮭魚片切成一口大小，淋上酒，均勻撒上麵粉。
2 將 A 放入微波爐，選擇 600W 加熱 4 分鐘左右。
3 將西梅乾及黑醋放入耐熱容器後，微波加熱 1 分鐘。倒入酒和減鹽醬油。
4 芝麻油倒入平底鍋加熱，放入 1，煎熟兩面。
5 將 2 與 B 放入 4 拌炒，再加 3，收乾水分即可。

地瓜含藥喇叭苷，有助維持腸道健康

1餐份 288 kcal

冷凍 可放1週

1餐份

鹽分0.5g　抗癌蔬菜100g

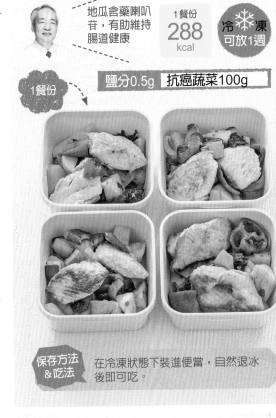

保存方法 & 吃法：在冷凍狀態下裝進便當，自然退冰後即可吃。

主菜 涼拌煎鮭魚

材料（4 餐份）

生鮭魚…280g　酒…30g（2 大匙）

A
┌ 南瓜（切成 5mm 薄片）…120g
│ 茄子（切成容易入口的大小）…100g（1 又 1/5 根）
│ 長蔥（切成 3cm 長段）…120g（1 又 1/5 根）
│ 舞菇（剝開）…40g（2/5 包）
│ 紅椒（去籽，切成 5mm 寬）…40g（1/4 個）
└ 秋葵（汆燙，去除蒂頭）…80g（8 根）

橄欖油…4g（1 小匙）

B
┌ 高湯…400cc（2 杯）
│ 低鈉鹽…2g
│ 減鹽醬油…12g（2 小匙）
└ 味醂…12g（2 小匙）

作法

1 生鮭魚片切成容易入口的大小，淋酒去腥。
2 橄欖油倒入平底鍋，放入 1 及 A 煎熟。B 放入調理碗中拌勻，再放入煎熟的 1 及 A，醃漬 30 分鐘以上即可。

茄子含花色素苷，可抑制有害物質生成

1餐份 166 kcal

冷藏 可放3天

1餐份

鹽分0.7g　抗癌蔬菜125g

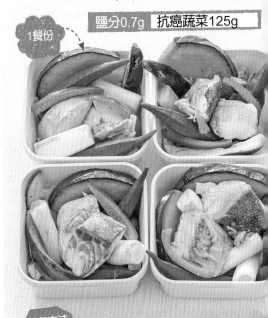

保存方法 & 吃法：瀝乾水分，直接裝進便當。

主菜 ## 蔬菜煎沙丁魚

材料（4 餐份）

沙丁魚片（切成 3 片）…280g
白酒…15g（1 大匙）
日本米粉…適量

A
| 紅蘿蔔（去皮磨成泥）…200g（1 根）
| 南瓜…160g
| 水煮毛豆（只用豆子）…40g ┐→ 切碎
| 蛋…150g（3 顆）
| 胡椒…少許
| 低鈉鹽…2g

橄欖油…26g（2 大匙）

作法

1 斜切沙丁魚片，淋酒去腥，撒上米粉。
2 將 A 放入調理碗充分拌勻。
3 橄欖油倒入平底鍋，開中火後放入 1，先煎熟單面。
4 翻面，放上 2，煎熟兩面即可。

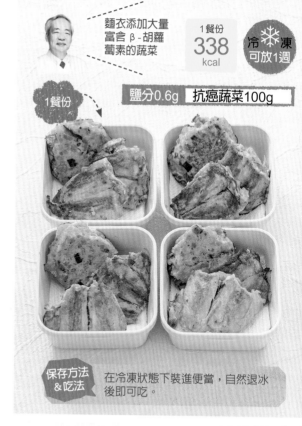

麵衣添加大量富含 β-胡蘿蔔素的蔬菜

1餐份
338 kcal

冷凍 可放1週

1餐份

鹽分0.6g ｜ 抗癌蔬菜100g

保存方法 &吃法　在冷凍狀態下裝進便當，自然退冰後即可吃。

 主菜 ## 竹筴魚蔬菜大阪燒

材料（4 餐份）

竹筴魚片（切成 3 片）…280g　　胡椒…少許
白酒…15g（1 大匙）　　麵粉…適量
菜籽油…13g（1 大匙）

A
| 蓮藕（去皮磨成泥）…220g
| 洋蔥…80g（2/5 顆）
| 紅蘿蔔…40g（4cm）┐→ 去皮切碎
| 蘑菇…60g（6 個）
| 青花菜…100g ┐→ 切碎

B
| 美乃滋…28g（2 大匙）　太白粉…18g（2 大匙）
| 番茄醬…36g（2 大匙）

青花菜（分小朵，汆燙備用）…100g

作法

1 竹筴魚切成容易入口的大小，撒上酒與胡椒，再撒上麵粉。
2 將 A 放入耐熱容器後，放入微波爐，選擇 600W 加熱 2 分鐘左右。放涼後拌入 B。
3 菜籽油倒入平底鍋，放入 1 煎熟單面，再放上 2。塑成圓形後，蓋上鍋蓋，煎熟兩面。
4 盛入盤裡，放上青花菜裝飾。

麵糊主要使用富含食物纖維的蓮藕

1餐份
250 kcal

冷凍 可放1週

1餐份

鹽分0.7g ｜ 抗癌蔬菜150g

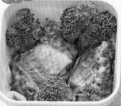
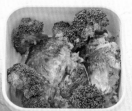
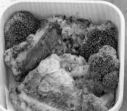
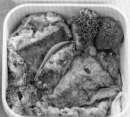

保存方法 &吃法　在冷凍狀態下裝進便當，自然退冰後即可吃。

主菜 印度坦都里風味鯖魚

材料（4 餐份）

鯖魚片…320g

A
洋蔥…150g（3/4 顆）
大蒜…10g（2 瓣） → 去皮磨成泥
薑…8g
優格（無糖）…100g
咖哩粉…4g（2 小匙）
百里香（粉）…1g（1/2 小匙）

B
白花椰菜（分小朵）…80g
紅椒（去籽，切成不規則形狀）…40g
（1/4 個）
菠菜（切成 3cm 長段）…160g

橄欖油…13g（1 大匙）

作法

1 鯖魚切成 8 等分，以廚房紙巾拭乾水分。

2 將 A 放入調理碗充分拌勻，再加入 1，醃漬 1 小時以上。

3 平底鍋加熱，倒入橄欖油，再放入 2，待鯖魚煎熟後取出即可。

4 將剩餘的 2 和 B 放入 3 的煎鍋中，煮熟蔬菜即可。

拌入具有高度抗癌作用的大蒜及薑

1 餐份
245 kcal

❄ 冷凍 可放 1 週

1 餐份

鹽分 0.3g　抗癌蔬菜 112g

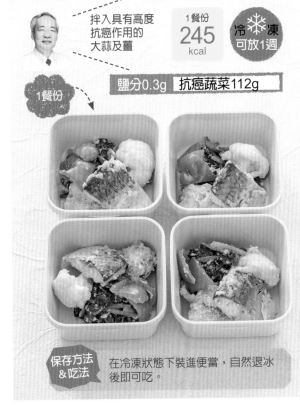

保存方法 & 吃法　在冷凍狀態下裝進便當，自然退冰後即可吃。

洋蔥磨成泥後大量使用

1 餐份
182 kcal

❄ 冷凍 可放 1 週

1 餐份

鹽分 0.5g　抗癌蔬菜 100g

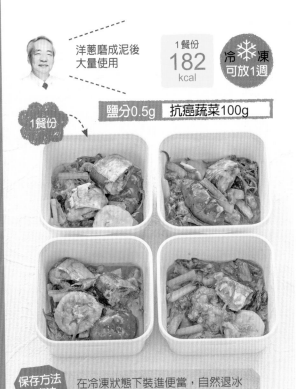

保存方法 & 吃法　在冷凍狀態下裝進便當，自然退冰後即可吃。

主菜 洋蔥泥煮秋刀魚

材料（4 餐份）

秋刀魚（帶骨）…80g

A
昆布絲（乾燥）…10g（還原後約 30g）
薑（去皮切薄片）…10g
洋蔥（去皮磨成泥）…200g（1 顆）
香菇（去除硬蒂，對切）…40g（2 朵）
乾燥無花果（切成 5mm 小丁）…100g
黑醋…60cc
減鹽醬油…18g（1 大匙）
味醂…18g（1 大匙）

小松菜（切成 3cm 長段）…120g

太白粉…3g（1 小匙）

作法

1 秋刀魚切成 4cm 塊狀，以廚房紙巾拭乾水分。

2 在鍋中放入 1 與 A，再倒入剛好浸泡食材的水量，開中火加熱。

3 煮沸後轉小火，燉煮 10 分鐘。

4 無花果煮軟後，加入小松菜繼續煮。

5 以 1:1 的水量溶開太白粉，加入鍋中，使湯汁變稠即可。

選用平飼雞蛋來入菜

 主菜 **蔬菜歐姆蛋** 便當的百搭家常菜

用油炒過青椒和彩椒，可提升 β-胡蘿蔔素的吸收率

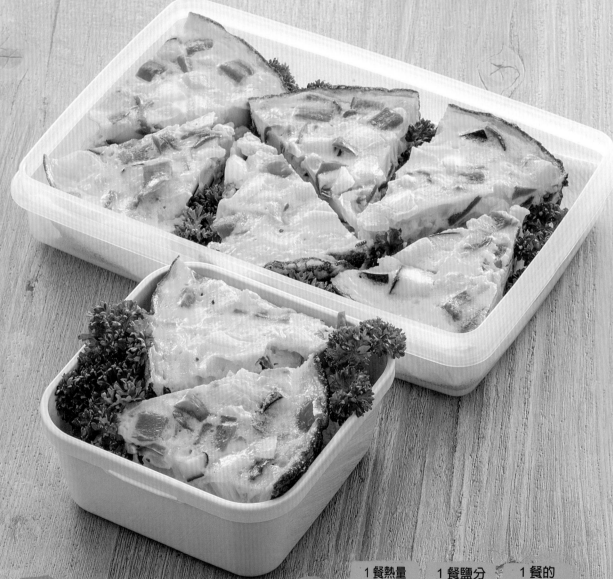

保存方法
&吃法　做好後直接裝進便當。

冷藏
可放3天

1餐熱量	1餐鹽分	1餐的抗癌蔬菜
143 kcal	0.5 g	101 g

材料（4 餐份）

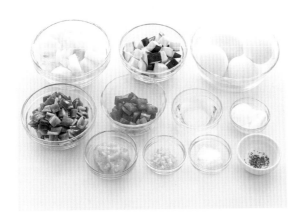

A
雞胸絞肉…50g
洋蔥（去皮，切成 1cm 小丁）…200g（1 顆）
櫛瓜（切成 1cm 小丁）…70g（1/2 根）
紅椒…50g（1/3 個）
青椒…80g（2 又 1/3 個）｝→ 去籽切成 1cm 塊狀
大蒜（去皮切碎）…2.5g（1/2 瓣）
菜籽油…12g（3 小匙）
低鈉鹽…2g
胡椒…少許

B
蛋…200g（4 顆）
優格（無糖）…20g
低鈉鹽…1g

作法

①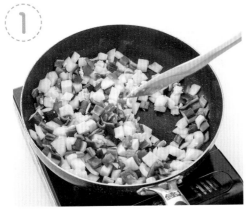

將 1/3 的菜籽油（4g）倒入平底鍋，放入大蒜爆香，加入 A 拌炒。

②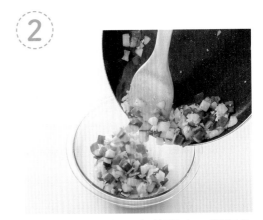

以低鈉鹽（2g）、胡椒調味，所有食材炒熟後，盛入調理碗中。

③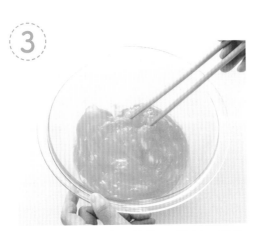

取另一個調理碗，放入 B 拌勻。拌入放涼的 2。

④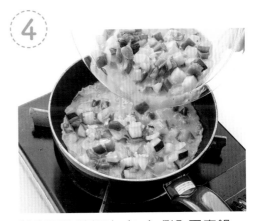

將剩下的菜籽油（8g）倒入平底鍋，倒入 3 及 2，蓋上鍋蓋，轉小火煎至蛋液凝固為止。

結合蔬菜及蛋的
美味料理！

各式蛋類家常菜

主菜
大量攝取可防癌的維他命 A、C、E
蔬菜煎餅

主菜
芝麻含芝麻素，有抗氧化作用
芝麻裹蛋

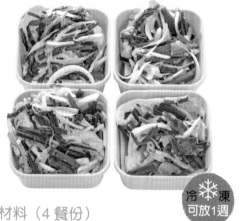

冷凍
可放1週

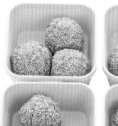

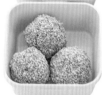

冷藏
可放3天

材料（4 餐份）

蛋…200g（4 顆）

┌ 洋蔥（去皮，切成 2mm 薄片）…100g
│ （1/2 顆）
│ 紅蘿蔔（去皮切絲）…160g（4/5 根）
A 韭菜（切成 3cm 長段）…120g
│ 乾燥黑木耳（泡水還原，切絲）…6g
│ （還原後約 40g）
└ 豆芽菜…80g

芝麻油…12g（3 小匙）

白芝麻…2g

低鈉鹽…4g

材料（4 餐份）

鵪鶉蛋（水煮）…120g（12 顆）

┌ 南瓜…200g
A 馬鈴薯…200g（2 個）　→ 去皮切成 5mm 片狀
└ 咖哩粉…2g（1 小匙）

B ┌ 低鈉鹽…2g
　 └ 水…100cc

橄欖油…7g（1/2 大匙）

洋蔥…100g（1/2 顆）
　　　　　　　　　　　→ 去皮切碎
大蒜…2.5g（1/2 瓣）

蠔油…8g（1/2 大匙）

白芝麻…24g

作法

1 將一半的芝麻油（6g）倒入平底鍋，
　放入 A 拌炒，加入白芝麻與低鈉鹽炒
　勻放涼。
2 將蛋打入調理碗，加入放涼的 1 拌勻。
3 平底鍋倒入剩下的芝麻油（6g），再
　倒入 2 煎熟即可。

作法

1 將橄欖油、洋蔥、大蒜放入鍋中拌炒。
2 將 A 加入 1 稍微拌炒，加入 B，轉小火
　燉煮 6 分鐘，將馬鈴薯煮軟，收乾水分。
3 以叉子搗碎 2，淋上蠔油拌勻。
4 以 3 包覆鵪鶉蛋，均勻沾附白芝麻即可。

129kcal／鹽分0.7g　抗癌蔬菜105g

198kcal／鹽分0.5g　抗癌蔬菜126g

保存方法
&吃法　自然退冰後，放入平底鍋稍煎過即可。

保存方法
&吃法　做好後直接裝進便當。

配菜 彩椒及羅勒是富含維他命的蔬菜
銀荊花沙拉

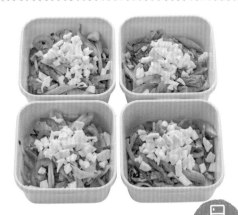

冷藏 可放2天

材料（4 餐份）

水煮蛋（切碎）…100g（2 顆）

A
> 高麗菜（切成 1cm 細絲，汆燙備用）
>   …480g（8 片）
> 小黃瓜…50g（1/2 根）
> 紅椒…20g（1/8 個）　→ 切絲
> 黃椒…20g（1/8 個）
> 蘆筍（斜切，汆燙備用）…80g（4 根）

青醬…20g

作法

1 將 A 及青醬放入調理碗拌勻。
2 盛入盤裡，再放上水煮蛋即可。

93kcal / 鹽分0.2g　抗癌蔬菜150g

保存方法 &吃法　做好後直接裝進便當。

主菜 牛蒡含多酚，具有超強的抗氧化作用
柳川風牛蒡

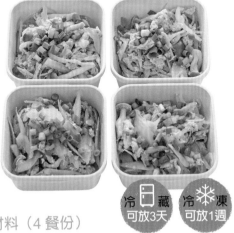

冷藏 可放3天　冷凍 可放1週

材料（4 餐份）

蛋…200g（4 顆）

A
> 牛蒡（去皮削絲）…120g
> 洋蔥（去皮切薄片）…200g（1 顆）
> 鴻喜菇（切除根部後剝開）…80g（4/5 包）
> 油豆腐皮（切薄片）…30g（1 又 1/2 片）

乾香菇（泡水還原，切薄片）…10g
　（還原後約 40g）
減鹽醬油…27g（1 又 1/2 大匙）
蜂蜜…24g（1 大匙）
萬能蔥（切蔥花）…20g

作法

1 將乾香菇、泡香菇的水（400cc）、減鹽
　醬油及蜂蜜放入鍋中，煮沸後加入 A，開
　中火煮 5 分鐘。
2 牛蒡煮軟後，以繞圈方式淋上蛋液，將
　蛋煮熟。
3 將 2 盛入盤中，撒上萬能蔥即可。

160kcal / 鹽分0.6g　抗癌蔬菜115g

保存方法 &吃法　若是冷藏保存，放入鍋中復熱即可吃；
或是在步驟 1 完成後冷凍保存，
要吃時先退冰，拌入蛋液後煮熟即可。

選用富含維他命E的糙米

主食

什錦蔬菜糙米炊飯

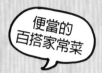便當的百搭家常菜

洋蔥的甜味加上柴魚片，可提升料理鮮味

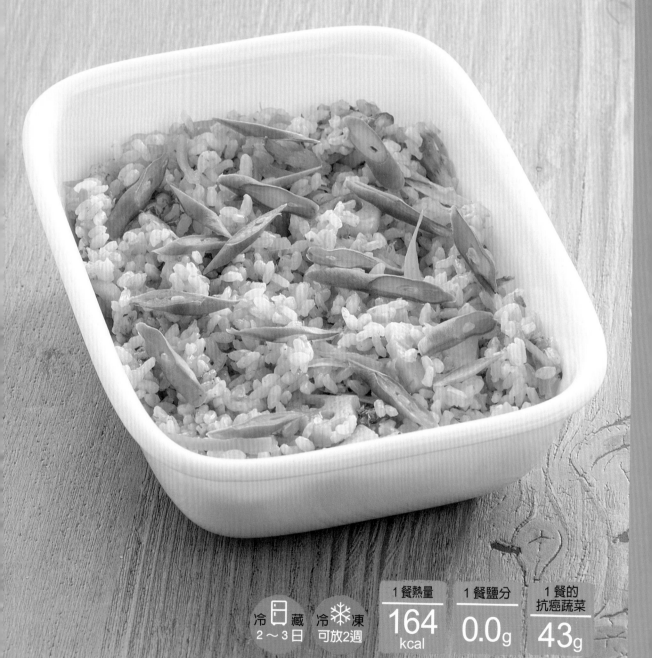

冷藏 2～3日　冷凍 可放2週

1餐熱量
164 kcal

1餐鹽分
0.0 g

1餐的抗癌蔬菜
43 g

材料（4 餐份）

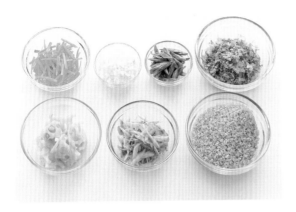

糙米…160g
┌ 蓮藕（去皮切成 1/4 圓片）…40g
│ 牛蒡（去皮削絲）…40g
│ 紅蘿蔔（去皮切細絲）…40g（4cm）
A 洋蔥（去皮切碎）…40g（1/5 顆）
│ 柴魚片…6g
└ 水…300cc
四季豆（汆燙斜切）…12g

作法

①

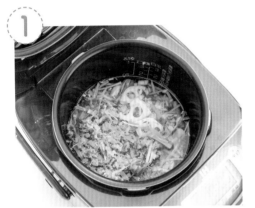

將洗過的糙米及 A 放入電鍋煮。

②

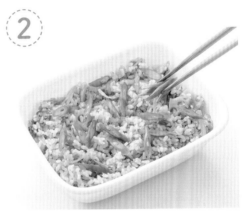

將 1 盛入盤裡，放上汆燙過的四季豆裝飾。

③

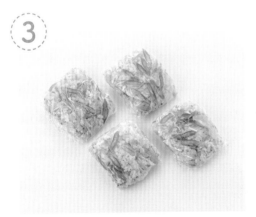

分成 4 餐份，冷藏或冷凍保存。

④

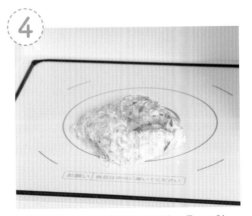

要吃時以 600W 微波，加熱 1 分 30 秒～2 分鐘。

糙米＋蔬菜是基本組合

各式美味炊飯

※保存方法及吃法作法見P.75。

 主食 綠茶含兒茶素，可預防身體氧化

綠茶炊飯

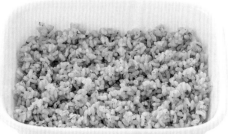

冷藏 2〜3日　冷凍 可放2週

材料、作法（4 餐份）
1 洗淨糙米（200g）。
2 將 1、綠茶茶葉（2g／1 小匙）、酒（30g／2 大匙）、水（360cc）放入電鍋煮。

185kcal／鹽分0.0g　抗癌蔬菜0g

主食 添加豆類，攝取優質蛋白質！

綜合豆炊飯

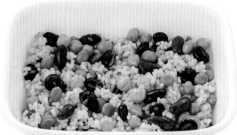

冷藏 2〜3日　冷凍 可放2週

材料、作法（4 餐份）
1 洗淨糙米（160g）。
2 將 1、綜合豆子（100g）、炒黑豆（20g）、水（300cc）放入電鍋煮。

219kcal／鹽分0.0g　抗癌蔬菜30g

 主食 乾香菇的鮮味使減鹽料理更美味！

羊栖菜炊飯

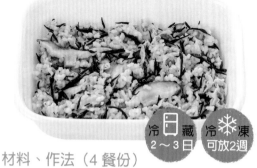

冷藏 2〜3日　冷凍 可放2週

材料、作法（4 餐份）
1 洗淨糙米（160g），油豆腐皮（40g／2 片）切細絲。
2 將 1、羊栖菜（乾燥／4g）、乾香菇（切片／8g）、酒（30g／2 大匙）、水（350cc）放入電鍋煮。

192kcal／鹽分0.0g　抗癌蔬菜14g

 主食 添加玉米，提升抗氧化力

玉米炊飯

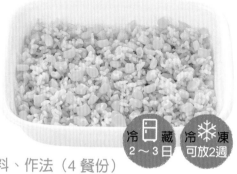

冷藏 2〜3日　冷凍 可放2週

材料、作法（4 餐份）
1 洗淨糙米（200g），從軸心切下玉米粒。
　※ 切下來的玉米粒約 120g。
2 將 1、酒（30g／2 大匙）、水（360cc）放入電鍋煮。

176kcal／鹽分0.0g　抗癌蔬菜30g

※羊栖菜及乾香菇以泡水還原的狀態，計算抗癌蔬菜攝取量。

地瓜昆布炊飯

連皮一起吃，攝取大量多酚！

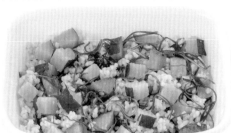

冷藏 2～3日　冷凍 可放2週

材料、作法（4 餐份）

1 洗淨糙米（160g），地瓜（120g）帶皮切成小塊。

2 將 1、昆布絲（乾燥 / 2g）、水（300cc）放入電鍋煮。

180kcal / 鹽分0.0g　抗癌蔬菜32g

※昆布絲以泡水還原的狀態，計算抗癌蔬菜攝取量。

什錦菇炊飯

菇類含 β - 葡聚糖，有助於抗癌！

主食

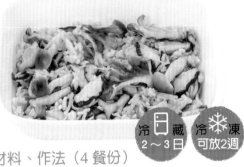

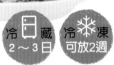

冷藏 2～3日　冷凍 可放2週

材料、作法（4 餐份）

1 洗淨糙米（160g）。

2 香菇（50g / 2 至 3 大朵）去除硬蒂後切片；鴻喜菇（50g / 1/2 包）去除根部後剝開；舞菇（50g / 1/2 包）也要剝開。

3 薑（20g）去皮切絲。

4 將 1、2、水（300cc）、酒（30g / 2 大匙），及一半的薑絲放入電鍋煮。

5 煮好後，拌入剩下的薑絲即可。

156kcal / 鹽分0.0g　抗癌蔬菜43g

紅蘿蔔炊飯

透過吃飯攝取 β - 胡蘿蔔素

主食

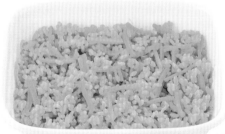

冷藏 2～3日　冷凍 可放2週

材料、作法（4 餐份）

1 紅蘿蔔（100g）去皮切細絲。

2 將洗淨的糙米（200g）、水（180cc）放入電鍋，浸泡 30 分鐘。

3 將 1、紅蘿蔔汁（180cc），放入 2 一起煮即可。

197kcal / 鹽分0.0g　抗癌蔬菜25g

櫻花蝦炊飯

櫻花蝦的蝦青素及芝麻的芝麻素，可提升抗氧化作用

主食

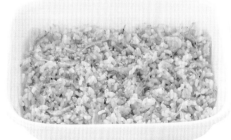

冷藏 2～3日　冷凍 可放2週

材料、作法（4 餐份）

1 洗淨糙米（200g）。

2 將 1、櫻花蝦（乾燥 / 6g）、酒（30g / 2 大匙）、水（360cc）放入電鍋煮。

3 煮好後撒上芝麻（12g）拌勻。

205kcal / 鹽分0.0g　抗癌蔬菜0g

※糙米如果不泡水，無法將芯煮透。

材料〈成品：500cc〉
昆布……10g
乾香菇……5g（2～3朵）
水……500cc

冷藏
2～3日

| 500cc | 20kcal / 鹽分0.5g |
| 100cc | 4kcal / 鹽分0.1g |

作法

① 放入昆布及乾香菇

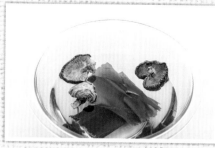

將材料放入耐熱容器後，以 500W 微波加熱 5 分鐘。

② 保存

將高湯倒入保存容器中，冷藏保存。
※ 泡過高湯的昆布和香菇，可切成適當大小，用來煮湯、燉菜或用芝麻油炒，做成佃煮料理。

材料〈成品：450cc〉
柴魚片……10g
小魚乾……10g（6～7 條）
水……500cc

冷藏
2～3日

| 450cc | 9kcal / 鹽分0.5g |
| 100cc | 2kcal / 鹽分0.1g |

作法

① 放入小魚乾與柴魚片

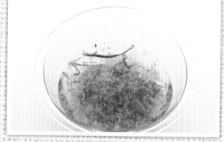

將材料放入耐熱容器後，以 500W 微波加熱 5 分鐘。

② 保存

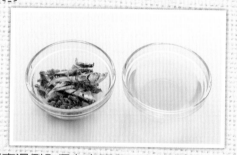

將高湯倒入保存容器中，冷藏保存。
※ 泡過高湯的小魚乾及柴魚片，可以煮湯、燉菜或用芝麻油炒，做成佃煮料理。

材料〈成品：約 200cc〉
洋蔥……100g（1/2 顆）
蘋果……75g（1/3 顆）
水……150cc（3/4 杯）
鳳梨罐頭（有機）……70g（2 片）

冷藏 可放1週

冷凍 可放2週

富含抗氧化成分，
味道酸甜的調味料
無添加
蘋果洋蔥醬

| 15g（1大匙） | 11kcal／鹽分0.0g |

作法

 切片

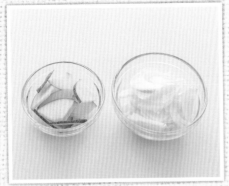

洋蔥去皮切片；蘋果充分洗淨，去芯，帶皮切片。

② 放入鍋中煮

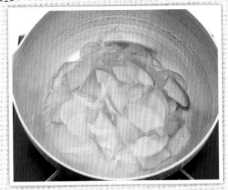

在鍋中放入 1 及水，蓋上鍋蓋，轉小火～中火，煮 15 分鐘左右，煮至只剩少許水分為止。

③ 放入果汁機打勻

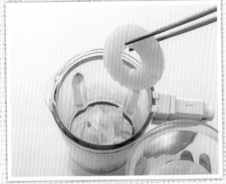

放涼後，與罐頭鳳梨一起放入果汁機打勻。

※ 若未放涼就用果汁機打，很可能會噴濺出來。

④ 保存

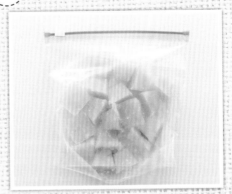

放入樹脂材質的製冰盒內製成冰塊，再裝入夾鏈袋保存。

常備湯便當！

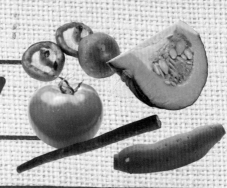

活用南瓜的甜味及濃稠度
南瓜豆豆湯

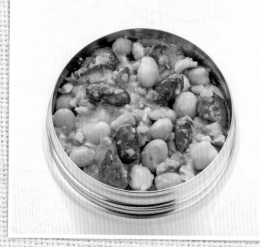

利用薑及芝麻油的風味達到減鹽目的
薑湯餃子

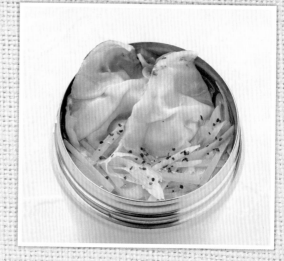

材料（1餐份）

「南瓜甜丸子」（作法見P.43）
…1餐份
高湯（作法見P.78）…200cc
綜合豆子…30g
水煮毛豆（只用豆子）…20g

作法

1「南瓜甜丸子」退冰後，與高湯一起放入鍋中拌勻。
2 將綜合豆子與水煮毛豆放入 1 中煮。
3 將 2 盛入保溫湯罐即可。

390kcal／鹽分0.3g　抗癌蔬菜200g

材料（1餐份）

長蔥（斜切）…20g（1/5根）
紅蘿蔔（去皮切長段）…10g（1cm）
A 薑（去皮切絲）…5g
中華高湯粉…0.5g
高湯〔作法見P.78〕…150cc
「高麗菜章魚餃」（作法見P.36）
…1/2餐份（4顆）
芝麻油…2g（1/2小匙）
胡椒…少許

作法

1 將 A 放入鍋中煮沸，放入退冰的「高麗菜章魚餃」煮熟。
2 將 1 盛入保溫湯罐，添加芝麻油與胡椒調味。

135kcal／鹽分0.7g　抗癌蔬菜93g

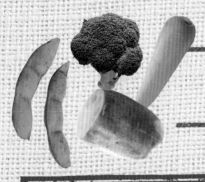

喝出抗癌力的

善用帶有甜味的配菜達到減鹽目的

地瓜味噌湯

咖哩讓低鹽料理更美味

番茄咖哩湯

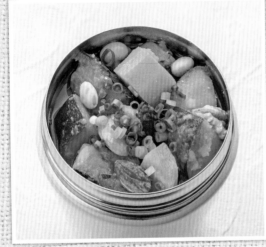

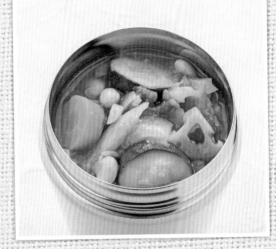

材料（1 餐份）

「堅果拌地瓜」（作法見 P.46）
　…1 餐份
高湯（作法見 P.78）…150cc
減鹽味噌…6g（1 小匙）
萬能蔥（切蔥花）…5g

作法

1 在鍋中放入退冰的「堅果拌地瓜」及
　高湯，煮至沸騰。
2 將減鹽味噌溶入 1 中。
3 將 2 盛入保溫湯罐，撒上萬能蔥。

材料（1 餐份）

「番茄煮牛蒡紅蘿蔔蓮藕」
　（作法見 P.32）…1 餐份
咖哩粉…1g（1/2 小匙）
高湯（作法見 P.78）…150cc

作法

1 在鍋中放入退冰的「番茄煮牛蒡紅蘿
　蔔蓮藕」及咖哩粉拌炒。
2 再加入高湯煮沸。
3 將 2 盛入保溫湯罐即可。

306kcal／鹽分0.5g　　抗癌蔬菜155g

187kcal／鹽分0.2g　　抗癌蔬菜200g

健康力

日日抗癌常備便當：抗癌成功的人都這樣吃！在每天吃的便當中加點料，打造不生病的生活

2021年2月初版　　　　　　　　　　　　　　　　　　　定價：新臺幣320元
有著作權・翻印必究
Printed in Taiwan.

著　　　者	濟　陽　高　穗	
譯　　　者	游　韻　馨	
叢書主編	陳　永　芬	
校　　　對	陳　佩　伶	
內文排版	綠　貝　殼	
封面設計	比 比 司 設 計	

出　版　者	聯經出版事業股份有限公司	副總編輯	陳　逸　華	
地　　　址	新北市汐止區大同路一段369號1樓	總　編　輯	涂　豐　恩	
叢書主編電話	(02)86925588轉5306	總　經　理	陳　芝　宇	
台北聯經書房	台北市新生南路三段94號	社　　　長	羅　國　俊	
電　　　話	(02)23620308	發　行　人	林　載　爵	
台中分公司	台中市北區崇德路一段198號			
暨門市電話	(04)22312023			
台中電子信箱	e-mail：linking2@ms42.hinet.net			
郵政劃撥帳戶第0100559-3號				
郵撥電話	(02)23620308			
印　刷　者	文聯彩色製版印刷有限公司			
總　經　銷	聯合發行股份有限公司			
發　行　所	新北市新店區寶橋路235巷6弄6號2樓			
電　　　話	(02)29178022			

行政院新聞局出版事業登記證局版臺業字第0130號

本書如有缺頁，破損，倒裝請寄回台北聯經書房更換。　ISBN　978-957-08-5692-7 (平裝)
聯經網址：www.linkingbooks.com.tw
電子信箱：linking@udngroup.com

國家圖書館出版品預行編目資料

日日抗癌常備便當：抗癌成功的人都這樣吃！在每天吃的
便當中加點料，打造不生病的生活/濟陽高穗著．游韻馨譯．初版．
新北市．聯經．2021年2月．88面．19×26公分（健康力）
ISBN　978-957-08-5692-7 (平裝)

1.癌症　2.健康飲食　3.食譜

417.8　　　　　　　　　　　　　　　　　　　109021849

抗癌蔬果不麻煩

交給USii蔬果鎖鮮袋爲您鎖住新鮮、留住營養

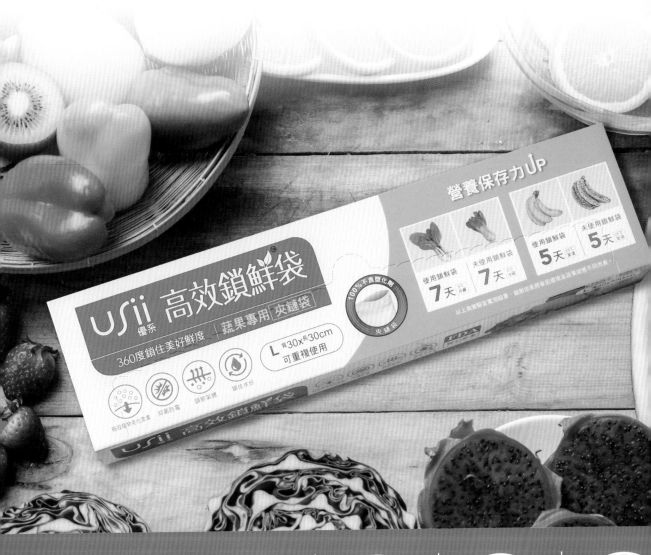

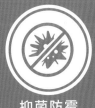
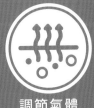
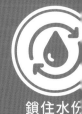

斷食 3 天，讓好菌增加的 護腸救命全書

70% 的免疫細胞，都在腸道！

專業腸胃醫師的「3 步驟排毒法」，
有效清除毒素，7 天有感，3 週見效，
找回你的腸道免疫力！

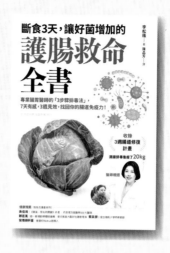

李松珠◎著

低醣酪梨食譜

全台第一本酪梨專書！

22 道家常菜 ×4 道甜點 ×4 款常備醬，
完整收錄 30 種酪梨新吃，
讓你吃出營養・健康・活力！

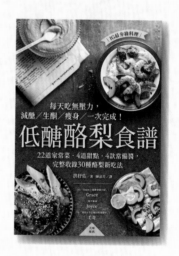

洪抒佑◎著

鬆筋膜・除痠痛・雕曲線的 強肌伸展解痛聖經

114 個最有效的「解痛運動」！

痛症，是老化的警訊！
想清除慢性疼痛，必須先「鍛鍊肌肉」！
精準伸展就能消除疼痛。

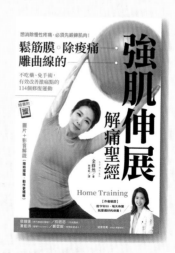

金修然◎著